우리 몸의 위험 신호

내장지방이
잘못됐습니다

「内臓脂肪がスッキリ落ちる」にいいこと超大全
'NAIZOSHIBO GA SUKKIRI OCHIRU' NI IIKOTO CHOTAIZEN
Copyright © 2022 by ZENJI MAKITA
Original Japanese edition published by Takarajimasha, Inc.
Korean translation rights arranged with Takarajimasha, Inc.
Through BC Agency., Korea.
Korean translation rights © 2024 by THENAN CONTENTS GROUP CO., LTD.

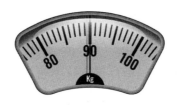

우리 몸의 위험 신호

내장지방이
잘못됐습니다

마키타 젠지 지음 | 하진수 옮김 | 안수민 감수

THE NAN
더난콘텐츠

한 분야의 석학은
그 진리를 매우 쉽게 설명한다

이 책은 현대인의 생활습관과 밀접한 관계가 있는 내장지방 문제를 다루며, 건강한 삶을 위한 실질적인 방법을 제시합니다. 저자는 내장지방의 원인과 그로 인해 발생할 수 있는 다양한 질병들에 대해 심도 있게 탐구하고, 이를 예방하고 관리하는 구체적인 방법을 체계적으로 설명하고 있습니다.

내장지방으로 대표되는 대사질환의 병태 생리와 이를 예방하거나 타파하기 위한 엄청난 연구 결과들이 일목요연하게 정리되어 있음에도 불구하고, 아주 쉽고 체계적인 것에 놀라지 않을 수 없습니다. 이는 아마도 저자의 수많은 연구 결과와 오랜 기간 실제 임상 경험에서 얻어진 혜안을 바탕으로 복잡하게 얽혀 있는 대사질환의 실타래를 쉽게 풀어내 친절하게 서술하고 있기 때문일 것입니다.

내장지방의 이해와 관리

현대사회에서 많은 사람들이 겪는 건강 문제 중 하나인 내장지방의 증가는 다양한 만성질환의 원인이 됩니다. 이 책에서는 내장지방이 우리 몸에 미치는 영향을 심도 있게 분석하며, 그 원인과 결과를 명확히 설명합니다. 저자는 내장지방 증가의 주된 원인으로 당질 과잉 섭취를 지목하고, 이를 효과적으로 관리하기 위한 '당질 오프' 식습관을 제안합니다.

이 방법은 단순히 체중을 감량하는 것뿐만 아니라 심혈관질환, 당뇨병, 심지어 치매와 같은 노화 관련 질병의 예방에도 도움을 줄 수 있습니다. '당질 오프' 전략을 중심으로 한 식습관의 변화가 어떻게 전반적인 건강 개선으로 이어지는지를 사례와 연구 결과를 통해 매우 설득력 있게 다룹니다. 또한 저자는 생활습관의 소소한 변화가 얼마나 큰 영향을 끼칠 수 있는지를 강조하며, 일상에서 쉽게 따라 할 수 있는 다양한 팁들을 제공합니다.

생활 속에서의 건강관리

단순히 내장지방을 줄이는 방법을 제시하는 것을 넘어 일상생활에서 쉽게 실천할 수 있는 건강 습관을 친절하게 제안합니다. 운동 루틴의 중요성, 올바른 식재료 선택, 그리고 정기적인 건강검진의 필요성까지, 건강한 삶을 위한 종합적인 가이드라고 할 수 있습니다. 특히 각 장의 끝에 제시된 '좀 더 알아보기' 섹션은 매우 영리하게 디자인된 부분입니다. 이를 통해서 독자들이 관련 지식을 심화하고 자신의 생활에 적용할 수 있도록 쉽고 친절하게 도와주고 있습니다.

매우 체계적이고 근거에 기반한 접근 방식을 통해, 독자들이 내장지방을 효과적으로 관리하고, 관련 건강 문제를 예방하는 데 도움을 주려고 노력한 흔적이 역력히 보입니다. 또한 의료 전문가들의 깊이 있는 연구와 실제 사례를 바탕으로, 모든 연령대의 독자들이 쉽게 이해하고 실천할 수 있는 지침을 제공하고 있습니다. 각 주제에 대한 상세한 설명과 함께 제시된 그래

픽과 표는 정보의 이해를 돕고, 복잡한 의학적 개념을 쉽게 설명하여 독자의 학습을 촉진하기에 충분합니다.

이 책은 단순한 건강 지침서를 넘어서 건강을 생활화하고자 하는 모든 이들에게 필수적인 자료입니다. 저자가 제시한 내용과 방법들은 단순히 이론에 그치지 않고, 실제 생활에 적용 가능하여 많은 독자들이 건강한 변화를 경험할 수 있을 것이라 믿습니다.

저자의 깊은 통찰과 체계적인 접근 방식은 이 분야의 지식을 한 단계 끌어올리는 동시에, 많은 독자들에게 실질적인 도움을 줄 것입니다. 독자 여러분들이 이 책을 통해 건강한 삶을 향한 첫걸음을 내딛기를 기원합니다.

안수민 (연세대학교 의과대학 외과학 교수)

내장지방은 식습관으로
단숨에 빠진다

나이가 들면서 볼록해진 '뱃살'이 눈에 거슬리고 신경 쓰이는 사람들이 많을 것이다. 나이 들어 생긴 뱃살의 대부분은 내장지방이다.

내장지방이 쌓이면 체형만 보기 싫은 게 아니다. 내장지방이 늘어나면 체내에 만성염증이 일어나고 면역력이 저하된다. 그로 인해 나이가 들수록 주의해야 할 질병, 즉 암부터 심근경색, 뇌졸중, 생활습관병(lifestyle diseases)까지 다양한 질병에 걸릴 위험도 높아진다. 게다가 코로나19와 같은 새로운 감염병에 걸릴 위험도 커진다.

세상에는 '내장지방을 빼준다'고 주장하는 상품이 무수히 많다. 그러나 내장지방을 제거하기 위해 굳이 큰 금액을 지불할 필요 없다. 왜냐하면 내장지방의 원인을 알고 생활습관을 바꾸는 것만으로 뱃살을 뺄 수 있기 때문이다. 내장지방의 원인은 '당질'의 과다 섭취다. 내장지방을 빼고 싶으면 당질의 과잉 섭취를 멈추는 '당질 오프(off)'를 실천하면 된다.

뱃살의 원인인 내장지방은 조금만 노력해도 간단하게 뺄 수 있다. 다만 이를 위해서는 올바른 지식과 올바른 당질 오프 방법을 배워야 한다.

이 책에는 '우리 몸속에 왜 내장지방이 붙는지', '내장지방은 몸에 어떤 악영향을 미치는지'와 같은 기초 지식부터 누구나 내장지방을 뺄 수 있는 당질 오프 방법까지 실려 있다.

모든 생활습관을 하루아침에 바꾸는 것은 어려울지도 모른다. 우선 '당질 오프'가 얼마나 중요한지를 알아보자. 그다음 책에 나온 방법 중에서 가능한 것부터 시작해나가면 된다.

마키타 젠지

contents

제 1 장   내장지방은 모든 생활습관병의 원인

제2장 내장지방의 원인, '당질'이란?

제3장 당질과 우리 몸의 관계성을 이해하라

제4장 당질 오프로 얻을 수 있는 놀라운 건강 효과

제5장 내장지방을 줄이는 당질 오프 실천 방법

제6장 쉽게 따라 할 수 있는 내장지방 줄이는 습관

제7장 당질 & AGE 오프에 좋은 식재료

아름다운 몸을 위한 **마키타 젠지** 명언

비만이 모든 질병의 근원이라는 것은
의심의 여지가 없다.

내장지방은 모든 **생활습관병**의 원인

우리 몸에 나쁜 내장지방도 의외의 필요한 역할이 있다.
먼저 내장지방에 대해 자세히 알아보자.

내장지방의 정체를
알아야 한다

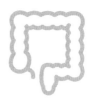

몸에 필수이지만 너무 지나쳐서 문제

내장지방은 그 이름에서 알 수 있듯이 몸의 장기 주위에 붙은 지방이다. 최근 내장지방까지 표시되는 체중계도 나올 정도로 사람들은 내장지방에 민감하다.

내장지방은 당뇨병, 고혈압 등 생활습관병의 원인으로 지목되면서 없애야 할 것으로 취급받는다. 그런데 원래 내장지방은 장기를 정상적인 위치에 유지하고 충격으로부터 지켜주는 역할을 한다. 본래 내장지방은 몸에 없어서는 안 되는 중요한 물질이다.

문제는 현대인의 몸속에 내장지방이 너무 많이 붙어 있다는 것이다. 특히 중년 이후에는 내장지방이 쉽게 붙는 경향이 있다. 남성의 경우 대사증후군의 비율이 30대에 20%였던 것이 40대에는 40% 이상 증가하고, 여성의 경우 30대에 3%였던 것이 40대에는 10% 이상 늘어나는 것으로 밝혀졌다.

그 원인으로는 흰쌀밥, 빵, 과자 등 탄수화물(당질)의 과잉 섭취, 운동 부족 등을 꼽을 수 있다. 내장지방이 늘어나면 혈압과 혈당치 상승, 혈액 중 콜레스테롤 증가 등 전신에 복합적인 악영향을 미친다.

따라서 내장지방을 줄이기 위해서는 식생활을 개선하고 운동을 하는 등 생활습관을 바꾸어야 한다.

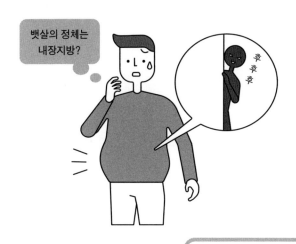

좀 더 알아보기 memo

내장지방은 생리활성물질을 분비하고 신체 기능을 조절한다

내장지방은 아디포카인(adipokine, 지방조직에서 분비되는 세포신호물질)과 생리활성물질을 만들고 신체 기능을 조절하는 일도 한다. 그러나 내장지방이 너무 많이 쌓이면 나쁜 아디포카인이 늘어나 신진대사 관련 질병의 위험이 높아진다.

내장지방과 피하지방,
무엇이 다를까?

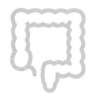

무엇이든 과하면 만병의 근원

몸에 축적되는 지방은 크게 내장지방과 피하지방으로 나뉜다. 말 그대로 내장과 피하에 각각 축적되는 지방인데, 어느 쪽이든 너무 많이 쌓이면 악영향을 끼치므로 주의해야 한다.

내장지방은 남성호르몬인 테스토스테론 감소와 관련이 있다. 따라서 여성보다 남성의 몸에 내장지방이 더 쉽게 쌓이고, 여성은 폐경이 지나면 여성호르몬의 부족으로 내장지방이 쉽게 쌓인다. 내장지방이 과도하게 증가하면 고혈압, 당뇨병, 지질이상증 등 생활습관병이나 동맥경화를 일으킬 위험이 있다.

한편 피하지방은 남성보다 여성의 몸에 더 쉽게 쌓인다. 피하지방이 과도하게 증가하면 체중이 늘어남에 따라 무릎 관절 등 하반신에 가해지는 부담이 커진다.

몸에 지방이 쌓이는 구조는 매우 간단하다. 인간의 몸은 적당량의 당질을 몸속에서 소비할 수 있다. 하지만 과하게 섭취하면 당질 과다에 빠질 수밖에 없다. 그렇게 되면 소화되지 못한 당질이 지방으로 바뀌어 몸에 축적된다.

지방은 먼저 내장에 쌓인 다음 피하에 쌓인다. 내장지방이 과하게 쌓이면 면역세포의 힘이 약해져 염증이 발생하는데, 그 염증은 좀처럼 낫지 않는다. 염증이 계속 발생하면 성인병이나 다양한 감염증에 걸릴 위험이 있다.

내장지방과 피하지방의 차이

	내장지방	피하지방
성별 차이	남성에게 많음	여성에게 많음
체형	뱃살(사과 모양)	하체 비만(서양배 모양)
부위	내장 주위(배 주위에 붙기 쉬움)	피부 아래(손가락으로 꼬집힘)
역할	일시적인 에너지 저장, 내장의 틈을 채우는 쿠션	체온을 유지하거나 내장과 뼈를 보호
특징	에너지로 즉시 변환	체내에 쌓이면 빼기 어려움
주의할 질병	대사증후군, 당뇨병, 지방간	무릎 통증, 요통

좀 더 알아보기 memo

서양배 혹은 사과? 지방이 붙는 위치에 따라 뱃살 모양도 다르다

내장지방과 피하지방은 살찌는 방식이 다르다. 피하에 지방이 붙으면 하복부와 하반신에 살이 찌지만 내장에 지방이 붙으면 복부가 맥주통처럼 불룩하게 나온다. 피하지방형 비만은 서양배형 비만, 내장지방형 비만은 사과형 비만이라고도 부른다.

내 몸속에
내장지방이 얼마나 있을까?

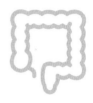

내장지방 CT 검사가 유효

비만, 특히 내장지방이 과하게 쌓이면 고혈압, 지질이상증, 당뇨병 등 생활습관병의 발병률이 현저히 높아진다. 생활습관병으로 인해 동맥경화가 진행되면 자칫 합병증까지 생겨 죽음에 이를 수도 있다. 건강을 위해 자신의 몸에 내장지방이 어느 정도 축적되어 있는지를 알고, 생활습관을 재검토하는 등 빠른 대책을 세우는 것이 매우 중요하다.

물론 내장지방까지 측정하는 체중계도 있지만, 내 몸 어디에 얼마만큼의 지방이 붙어 있는지를 정확하게 측정할 수는 없다.

내장지방이 신경 쓰이는 이들에게 추천하는 것이 내장지방 CT 검사이다. 병원에서 복부지방 CT를 찍어보면 자신의 몸에 내장지방이 어느 정도 붙어 있는지 확인할 수 있다.

CT 검사를 하면 내장지방 전용 계측 소프트웨어를 통해 컴

퓨터 영상 진단이 가능하다. 보험 적용이 되지 않으므로 비용이 많이 들고, 방사선을 쬐어야 하지만 미량이어서 괜찮다. 자신의 몸 어디에 내장지방이 붙어 있는지 알 수 있어서 아주 유용한 검사이다.

내장지방 CT 검사의 피폭선량은 미량이므로 괜찮다

방사선 양 기준	암 위험 발생 방사선 양	100mSv/년
	진료 방사선 기사의 방사선 양	50mSv/년
	1인당 연간 자연방사선 양	2.1mSv/년

검사 내용	방사선 양
흉부 엑스레이(정면)	0.06mSv/회
흉부 엑스레이(정면+측면)	0.18mSv/회
유방 조영술(양쪽 유방)	0.3~0.9mSv/회
흉부 CT	1.5mSv/회
위 엑스레이	3.3mSv/회
복부지방 CT	3.9mSv/회

※ 미쓰이스미토모 건강검진(단기종합정밀건강진단센터), 〈흉부 엑스레이와 흉부 CT 검사에 대해〉에서 발췌

좀 더 알아보기 memo

CT로 암도 조기 발견! 기회가 있다면 적극적으로 받아보자

건강검진에서는 대체로 CT 검사까지 실시하지 않는다. 하지만 CT 검사를 통해 내장지방의 양을 측정할 뿐 아니라 암을 조기에 발견할 수 있으니 건강검진을 할 때 CT 검사를 꼭 받아보자.

건강검진 수치 보는 법

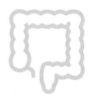

건강검진 수치로 질병을 예방하자

내장지방이 쌓였는지는 체형으로 비교적 알기 쉽다. 그러나 내장지방이 일으키는 다양한 질병에 대해서는 겉만 보고 알 수 없다. 이때 활용할 수 있는 것이 건강검진을 하면 나오는 수치들이다.

내장지방이 신경 쓰인다면 주로 혈압과 지질대사(콜레스테롤, 중성지방), 혈당치(HbAlc)를 확인하자. 이런 수치로 고혈압, 지질이상증, 당뇨병 등의 생활습관병에 걸렸는지 여부를 진단할 수 있다.

또한 간장 질환 검사 항목인 ALT, AST, ɤ-GTP의 수치도 확인하여 간의 건강도 확인해두자. ALT, AST가 높은(40 이상) 경우는 지방간의 가능성이 있으므로 초음파검사를 받아보자. 또 ɤ-GTP의 기준치는 남성이 50IU/l 이하, 여성이 30IU/l 이하이다. ɤ-GTP가 기준치를 넘는 경우 알코올로 인한 간 장애나 췌장 질환일 가능성이 있다.

특히 주의해서 봐야 할 건강검진 수치

검사 항목		기준치
혈압	수축기(최고)	129mmHg 이하
	확장기(최소)	84mmHg 이하
지질대사 검사	총 콜레스테롤	150~219mg/dl
	LDL 콜레스테롤	70~139mg/dl
	HDL 콜레스테롤	남성 40~80mg/dl 여성 40~90mg/dl
당뇨 검사	중성지방	50~149mg/dl
	공복 혈당	70~109mg/dl
	당화혈색소(HbAlc)	5.9% 이하

주요 생활습관병의 진단 기준

병명		진단 기준
고혈압		수축기 혈압 140 이상 혹은 이완기 혈압 90 이상
당뇨병		공복 혈당 126mg/dl 이상 HbAlc 6.5% 이상
지질이상증	고LDL 콜레스테롤	LDL 콜레스테롤 140mg/dl 이상
	저HDL 콜레스테롤	HDL 콜레스테롤 40mg/dl 미만
	고중성지방혈증	중성지방 150mg/dl 이상

하나라도 해당된다면 지질이상증!

※《전문의 직언! 3주 만에 내장지방 떨어뜨리는 방법》(구리하라 다케시)

내장지방은
당질 과잉 섭취가 원인

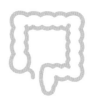

소비되지 않은 포도당은 지방으로 체내에 쌓인다

음식 섭취로 체내에 들어간 당질은 너무 커서 그대로 체내 에너지원으로 쓸 수는 없다. 당질은 위, 장 등의 소화기관에서 작은 크기의 포도당으로 분해되어 혈액 속에 방출되는 구조로 몸속에서 에너지원으로 쓰인다.

'혈당치 상승'이란 통상적으로 혈액 속에 포도당이 늘어난 상태를 말한다. 말 그대로 '혈액 속에 들어 있는 당의 양'으로 과자, 밀가루 등 당질을 많이 함유한 음식을 섭취하면 혈당치가 상승한다. 그리고 한번 올라간 혈당치를 원래대로 돌리는 것이 췌장에서 분비되는 인슐린이라는 호르몬이다.

인슐린은 2가지 역할을 한다. '혈액 속 포도당을 글리코겐(glycogen)으로 바꿔 온몸의 세포 에너지로 사용하기', '포도당을 간, 근육, 지방에 저장하기'다.

그러나 포도당이 지나치게 많으면 간이나 근육에 저장할 용량이 초과하여 남은 것은 중성지방으로 바뀌어 몸에 축적되는데, 이것이 비만의 원인이다.

흔히 튀김과 같이 기름진 음식을 많이 먹어서 내장지방이 쌓였다고 오해하는데, 사실은 당질을 과잉 섭취하여 에너지원으로 소비되지 못한 포도당이 중성지방으로 바뀐 것이다.

내장지방 체크리스트

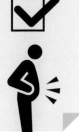

- ☐ 밥은 반드시 한 공기 추가한다.
- ☐ 감자, 애호박 등의 반찬을 자주 먹는다.
- ☐ 아침 식사는 토스트만 먹을 때가 많다.
- ☐ 저녁 식사의 양이 아침이나 점심에 비해 많다.
- ☐ 달달한 과자나 음료수를 좋아한다.
- ☐ 술을 마시는 모임이 잦다.
- ☐ 운동하는 습관이 없고 운동 부족이다.
- ☐ 생활습관병 가족력이 있다.

해당하는 개수가 많을수록 내장비만 요주의!

좀 더 알아보기 memo

심근경색의 원인은 콜라였다?

미국의 제34대 대통령 드와이트 아이젠하워는 1955년에 심근경색을 앓았다. 원인은 그가 즐겨 마신 콜라였는데, 당시에는 '기름진 음식을 너무 많이 먹어서'라고 오해했다. '당질이 문제'라는 인식이 퍼진 것은 최근이다.

당질로 비만이 되면
질병 위험도가 상승한다

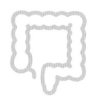

BMI, 조금 통통한 사람이 장수한다?

당질을 과잉 섭취하면 지방이 쌓여 살이 찐다. 하지만 지방 자체는 외부의 충격을 완화하거나 보온을 하는 데 필수불가결한 물질이다. 문제는 지방이 너무 많았을 때이다.

지방이 과하게 쌓이면 비만이 되고, 비만은 만병의 근원이다. 당뇨병, 고혈압, 지질이상 등 생활습관병 외에 동맥경화가 진행되면 심근경색이나 뇌졸중의 위험까지 있다. 또 체중도 증가하기 때문에 다리와 허리에도 무리가 간다.

비만의 지표라고 할 만한 것이 BMI(Body Mass Index)이다. 체중(kg)을 키의 제곱(㎡)으로 나눈 수치로 BMI 18.5~25가 표준이다. BMI 25를 넘으면 비만으로 정의한다. 한 의료기관의 연구에 따르면 BMI가 30 이상부터 사망률이 높아진다고 한다.

질병에 쉽게 걸리지 않는 것이 BMI 22다. 그러나 미국 질병

통제예방센터의 보고서에 따르면, BMI 25 이상 30 미만의 '비만(1도)'인 사람이 가장 장수한다고 한다. 표준체중인 사람보다 사망 위험률이 6% 더 낮다.

미국인의 체격이나 생활습관을 그대로 적용하기는 어렵다. 아시아인이라는 것을 감안해 질병에 쉽게 걸리지 않는 BMI 지수는, 44세 이하인 경우 BMI 18.5~25 미만, 45~64세는 남성이 BMI 30 이하, 여성은 BMI 25 이하다. 연령에 따라 BMI를 기준으로 삼아 체중을 관리하자.

연령별 목표 BMI와 조언

BMI 산출법	체중(kg) ÷ 신장(m)^2	
연령	BMI	조언
44세 이하	남성 22 정도 여성 20 정도	당질을 섭취하기 쉬운 세대이므로 일상적으로 제한한다.
45~64세	남성 22~30 여성 20~25	일상적인 당질은 제한하지 않아도 된다(목표치를 넘으면 당질을 제한한다).
65세 이상	남녀 모두 30 이하	목표치를 넘으면(넘을 것 같으면) 당질을 제한한다.

좀 더 알아보기 memo

의외로 알려지지 않은 혈압의 정체

혈압은 심장이 온몸에 혈액을 보내는 힘을 말한다. 고혈압이라면 심장에 부담이 늘어나는데, 강한 혈류로 혈관이 손상되어 동맥경화가 일어난다. 한국인 중에 고혈압 환자는 2021년 기준 1,374만 명으로, 20세 이상 성인 10명 중 3명꼴이다.

내장지방으로 생기는 통증은 무엇인가?

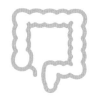

생명에 지장은 없으나 삶의 질이 떨어지는 통증

내장지방이 야기하는 질병은 고혈압, 심장질환, 당뇨병 외에 어깨 결림과 요통이 있다. 내장지방이 붙으면 복부가 튀어나와 균형을 잡기 위해 뒤로 젖히게 되는데, 이런 자세가 지속되면 어깨 결림이나 요통이 생긴다.

내장지방형 비만인 사람이 걷는 모습을 상상해보자. 배는 불룩 나온 채 몸을 젖히고 걷는 모습이 결코 보기 좋을 수 없다. 등을 곧게 펴고 사뿐사뿐 걷는 사람은 나이보다 젊어 보인다. 원인 불명의 어깨 결림과 요통에 시달리고 있다면 내장지방이 원인일 가능성도 있다.

또 내장지방이 붙으면 변비가 생기기 쉽다. 장은 스스로 움직여(연동작용) 음식물을 소화, 흡수한다. 그러나 복부에 지방이 늘어나면 장이 움직일 수 있는 공간이 좁아져서 제대로 작용하지 못해 변비가 생기는 것이다. 심해지면 혈액순환이 나빠져 몸이 차가워지고 더욱더 장의 움직임이 둔해져서 변비가 악화될 수 있다.

　같은 이유로 방광이 압박되어 빈뇨도 일어난다. 한밤중에 잠이 깨서 화장실에 가는 횟수가 늘어났다면 내장지방이 원인일지도 모른다.

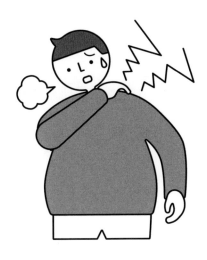

좀 더 알아보기 memo

노인 냄새의 원인은 내장지방이다?

중장년이 되면 신경 쓰이는 노인 냄새도 내장지방이 원인일 수 있다. 노인 냄새의 원인은 혈중 지방이 분해되어 생기는 노넨알데하이드(nonenaldehyde)인데, 내장지방이 늘어나면 이 성분도 늘어나기 때문이다.

내장지방이 많으면
치매 위험이 상승한다

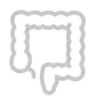

내장지방을 줄이면 치매를 예방할 수 있다?

내장지방과 치매 및 뇌의 관계에 대해 흥미로운 통계가 밝혀졌다.

히로사키대학과 화학 전문 대기업 연구팀은 2006년부터 17년에 걸쳐 '히로사키시 이키이키 건강진단'(히로사키 시민의 건강수명을 목적으로 실시한다)을 받은 65~80세 2,364명에 대해 내장지방과 인지 기능, 뇌의 구조에 대한 분석을 실시했다. 인지 기능은 'MMSE(간이정신상태검사)'를 이용하여 평가하고, 뇌의 구조는 핵자기공명영상법(MRI)을 이용하여 뇌 위축, 백질 병변, 측뇌실 주변 병변, 혈관 주위 공간 확대, 뇌출혈을 조사했다.

그 결과, 내장지방이 많은 사람은 인지 기능이 저하되어 있었고, 뇌의 구조에도 이상이 발생하기 쉽다는 것이 판명되었다. 내장지방을 줄이는 것은 고혈압, 이상지질증, 당뇨병 등의 생활습관병뿐만 아니라 치매 예방에도 도움이 된다. 내장지방을 줄임으로써 다양한 질병의 위험성도 낮출 수 있다.

MMSE 내용

No	목적	항목	배점
1	시간의 인식	"올해는 몇 년도입니까?" "지금은 무슨 계절입니까?" "오늘은 무슨 요일입니까?" "오늘은 몇 월입니까?" "오늘은 며칠입니까?"	각 1점 /5점
2	장소의 인식	"이곳은 무슨 시·도입니까?" "이곳은 무슨 시입니까?" "이곳은 무슨 병원입니까?" "이곳은 몇 층입니까?" "이곳은 몇 동입니까?"	각 1점 /5점
3	즉시 상기 (기명)	"내가 지금부터 말하는 단어를 따라 해보세요. 벚꽃, 고양이, 기차." (모든 답을 최대 6회 반복한다) "지금 말한 단어를 앞으로 물어볼 테니 기억해주세요."	각 1점 /3점
4	주의력과 계산 능력	"머릿속으로 100부터 거꾸로 일곱 번 앞으로 당겨주세요." (최대 5회까지)	각 1점 /5점
5	지연 재생 (단기기억)	"아까 제가 말한 단어는 무엇입니까?" (3에서 따라 하라고 했던 단어 3개를 답하라고 한다)	각 1점 /3점
6	명칭	시계를 보이면서 "이것은 무엇입니까?" 연필을 보이면서 "이것은 무엇입니까?"	각 1점 /2점
7	글자 읽기·복창	"지금부터 말하는 문장을 반복해서 말하세요."	1점
8	언어 이해	"오른손으로 이 종이를 잡으십시오." "이것을 반으로 접어주세요." "그것을 저에게 건네주세요."	각 1점 /3점

No	목적	항목	배점
9	문장 이해	"이 문장을 읽고 그대로 따라 해주세요." ('눈을 감으십시오'라는 문장을 보여준다)	1점
10	문장 구성	"무엇이든 문장을 써주세요." (의미를 알 수 없는 단어만 오답 처리한다)	1점
11	도형적 능력 (공간 인지)	"이 그림(아래)을 정확하게 그대로 옮겨 그리십시오."	1점

※ 11의 도형

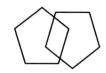

· 27점 이상 : 정상
· 22~26점 : 경미한 의심
· 21점 이하 : 강력한 의심

※ 검사는 기준이며 반드시 치매라고 단언할 수 없다.
※ 〈MMSE란? 평가 방법부터 하세가와식의 차이까지 해설!〉에서 발췌

당뇨병은
당질 과다가 주요 원인

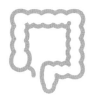

당질 제한은 당뇨병 예방에도 효과적이다

최근 '당질 제한'이라는 말을 자주 들어보았을 것이다. 당질 제한은 단순히 살을 빼는 것뿐 아니라 당뇨병 예방에도 효과가 있다.

당뇨병에는 바이러스 등이 원인으로 췌장의 기능이 저하되어 인슐린을 분비할 수 없는 1형과 잘못된 생활습관 등으로 췌장이 약해져 인슐린을 분비할 수 없는 2형이 있다. 전체 당뇨병의 약 90퍼센트는 당질의 과잉 섭취나 운동 부족이 원인인 2형 당뇨병이다.

당질을 과잉 섭취하여 혈당치가 높아지면 췌장이 인슐린을 분비하여 혈당치를 낮춘다. 그러나 당질의 과잉 섭취가 지속되어 췌장에 무리가 가해지면 인슐린이 정상적으로 분비되지 않아 혈당치를 조절할 수 없는 것이 2형 당뇨병이다.

당뇨병 발병 전 단계라면, 생활습관을 재검토하거나 당질을 제한하여 건강한 상태로 돌아갈 수 있지만, 한번 당뇨병이 발병하면 완치가 불가능하다. 평소 당질을 과잉 섭취하지 않도록 하여 당뇨병을 예방하는 것이 중요하다.

당뇨병의 진단 기준

다음 중 하나라도 해당되면 당뇨병으로 진단!

- 공복 혈당치가 126mg/dl 이상
- 포도당 부하시험 2시간 후 혈당치 200mg/dl 이상
- 상황이나 시간에 관계없이 혈당치가 200mg/dl 이상
- 당화헤모글로빈(당화혈색소, HbA1c)가 6.5% 이상

포도당 부하시험 순서

① 10시간 이상 단식 후 아침에 공복 그대로 병원에 간다.
② 채혈하여 혈당치를 측정한다.
③ 포도당 75g을 녹인 물을 마신다.(당부하를 가함)
④ 30분, 1시간, 2시간 후에 채혈하여 혈당치를 측정한다.

좀 더 알아보기 memo

당뇨병의 두려움은 합병증!
건강한 사람에 비해 평균수명이 10년 짧다

당뇨병은 심근경색, 뇌졸중, 당뇨병성 신증 등의 합병증을 일으킬 수 있다. 그 외에도 암, 치매 등의 발병 위험도 높아진다. 당뇨병 환자는 평균수명이 10년 줄어든다는 통계도 있다.

당뇨병 중에서도 가장 무서운 당뇨병성 신장질환

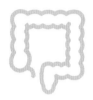

알부민뇨 수치 검사로 인공투석을 막다

당뇨병이 일으키는 합병증 중에서도 가장 무서운 것이 당뇨병성 신장질환이다. 당뇨병 악화로 신장 기능이 약해져 체내의 노폐물을 정상적으로 여과할 수 없게 되는 병이다.

당뇨병성 신장질환이 진행되면 결국 인공투석을 해야 한다. 인공투석은 저하된 신장 기능을 대신해 투석기로 노폐물을 여과하는 처치로, 1회 4시간 정도 걸리는 치료를 주 3회, 평생 해야 한다.

당뇨병성 신장질환을 예방하는 데 중요한 것은 '알부민뇨 수치'다. 소변에 단백질의 일종인 알부민이 얼마나 나오는지를 알아보는데 30 미만이 정상 수치다. 신장 기능이 저하되면 알부민뇨 수치가 서서히 상승한다. 알부민뇨 수치 30~299까지를 '미세 알부민뇨'라고 하는데, 이 단계에서는 치료 확률이 높다. 알부민뇨 수치가 300을 넘으면 '현성 알부민뇨'라고 한다. 이 단계는 비교적 서서히 상승한 알부민뇨 수치가 급상승하기 시작하며 위험한 상태이다.

예전에는 현성 알부민뇨는 치료할 수 없다고 여겨 투석을 했는데, 현대에는 투석을 받지 않고 치료할 수 있다.

알부민뇨 수치로 파악하는 신장 상태

수치(mg/l)	신장 상태	비고
10 미만	문제없음	-
10~30 미만	문제없음	당뇨병을 가진 사람은 반년마다, 그 외는 1년에 한 번 검사하는 것이 바람직하다.
30~300 미만	미세 알부민뇨	3개월에 1회 반드시 검사하고, 신장 전문의에게 치료받는다.
300 이상	현성 알부민뇨 (투석을 권할 경우도 있음)	올바른 치료로 회복할 수 있다.

※ 알부민뇨 수치는 일반적인 건강검진이나 소변 검사로는 측정할 수 없기 때문에 별도로 검사를 받는다.

좀 더 알아보기 memo

당뇨병의 구세주! 혈당치를 강력하게 낮추는 음료

과거에는 혈당치를 낮추기 위해 인슐린을 주사하는 것이 일반적이었는데, 현재는 혈당치를 낮춰주는 음료도 나왔다. 'SGLT2 억제제'는 당질을 마셔서 혈당치가 올라가도 혈액 속 포도당을 곧장 소변으로 방출한다.

당뇨병 환자는
골절되기 쉽다

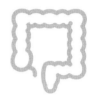

인슐린은 뼈를 만드는 것 외에 골아세포를 늘리는 역할도 한다

당뇨병 환자는 그렇지 않은 사람보다 쉽게 뼈가 부러진다고 한다. 골절 위험성이 당뇨병이 아닌 사람에 비해 1형 당뇨병 환자는 3~7배, 2형 당뇨병 환자는 1.3~2.8배 높다.

당뇨병 환자의 뼈가 쉽게 부러지는 것은 인슐린 분비와 관련이 있다. 인슐린은 체내에서 유일하게 혈당치를 낮추는 호르몬이다. 하지만 그만큼 중요한 역할이 또 있다. 그것은 골아세포를 늘리는 역할이다. 골아세포에는 뼈를 만드는 기능이 있는데, 인슐린 분비가 어려워지면 골아세포 생성 속도도 느려져 골밀도가 저하된다.

골밀도가 어느 정도 이하가 되면 골다공증으로 진단받는다. 골다공증은 일상생활 중에 조금이라도 잘못하면 뼈가 부러지는 수준으로, 최악의 경우에는 수술이나 입원을 해야 한다.

골밀도는 체중계 같은 기계에 올라서는 것만으로도 측정할 수 있으므로 당뇨병이거나 그 예비군인 사람은 검사를 받아보기를 추천한다.

골밀도가 떨어져 있더라도 최근에는 일상생활을 하면서 적은 부담으로 6개월에 1회 주사하면 치료할 수 있다.

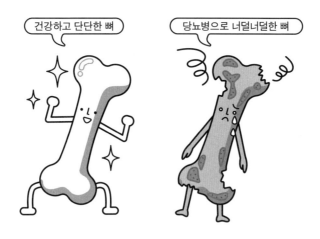

좀 더 알아보기 memo

뼈에 힘을 가하면 회춘 호르몬이 분비된다

걷기, 달리기 등의 운동으로 뼈에 힘을 가하면 회춘 호르몬으로 알려진 오스테오칼신(osteocalcin)이 분비된다. 이 호르몬은 근육, 뇌, 고환(음낭) 등에 작용하여 근력, 기억력, 정력 등을 높여준다.

내장지방은
지방간의 원인이 된다

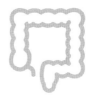

지방간은 생활습관으로 없앤다

간은 인간이 살아가는 데 필요한 물질을 대사하는 핵심적인 기능을 한다. 3대 영양소인 탄수화물, 단백질, 지방을 몸에 흡수해 축적하는 것 외에 체내의 노폐물을 제거하는 기능도 있다. 그러나 필요 이상의 당질과 알코올을 섭취하면 간에 중성지방이 축적된다. '중성지방이 가라앉아 간에 들러붙은 상태'가 지방간이다.

한때 지방간의 원인은 알코올로 인한 간 장애라고 간주되었는데, 알코올 외에 비만, 당뇨병 등의 내분비계 질환도 지방간의 원인이다. 특히 비만으로 인한 지방간은 전체의 48%나 된다. 예를 들어 비만인 남성은 그렇지 않은 남성에 비해 지방간의 위험이 5.5배 높고, 여성은 9배 높다.

지방간은 다양한 질병을 유발할 뿐 아니라, 이미 가지고 있는 기초 질환을 악화시키므로 지방간 진단을 받은 경우에는 서둘러 대처해야 한다.

치료의 첫걸음은 생활습관의 개선이며 식사요법과 운동요법이 핵심이다. 여기서 중요한 것은 식사요법과 운동요법을 동시에 하는 것이다. 어느 쪽이든 한쪽만 개선해서는 충분한 효과를 볼 수 없다.

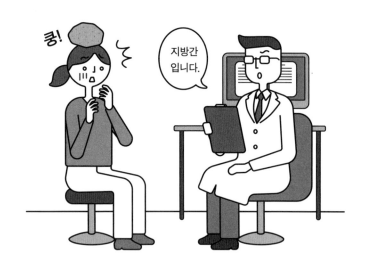

좀 더 알아보기 memo

술을 마시지 않는 사람이 위험?
비알코올성 지방간은 간암으로 발전할 수 있다

비알코올성 지방간은 간암으로 발전할 위험이 높다고 알려져 있다. 비알코올성 지방간 중 11.3%는 간경변을 거쳐 10년 후 간암으로 악화되었다.

당뇨병과 지방간을 진행시키는 염증성 사이토카인

치주염 질환을 치료하면 고혈당과 지방간이 개선된다

2013년 도쿄의과치과대학이 실시한 조사에 의하면 치주염 질환과 당뇨병은 밀접한 관계가 있다. 연구팀은 당뇨병과 치주염 환자를 두 그룹으로 나누고, 한 그룹은 당뇨병을 치료하고 다른 그룹은 치주염을 치료했다. 그러자 두 그룹 모두 당뇨병과 치주염이 동시에 개선되었다.

치주염이 생기면 주변 세포에서 염증성 사이토카인(cytokine)이라는 물질이 생성된다. 사이토카인은 인슐린이 혈액 속 당질을 간에 흡수시키는 것을 방해하는데, 그 결과 혈당치가 상승하여 당뇨병이 진행된다. 혈당치가 올라 지방간이 진행되어 당뇨병이 악화되면 잇몸 등의 모세혈관이 취약해져 치주염에 영향을 끼치는 악순환에 빠진다.

생활습관을 개선했는데도 지방간과 혈당치가 좀처럼 나아지지 않는 사람은 치주염이 원인일 가능성도 생각해보아야 한다.

치주염 증상으로는 아침에 일어났을 때 입안이 끈적거리는 것, 양치할 때 잇몸에서 피가 나는 것 등을 꼽을 수 있다.

치주염을 확실히 치료해야 지방간이나 혈당치를 개선할 수 있다.

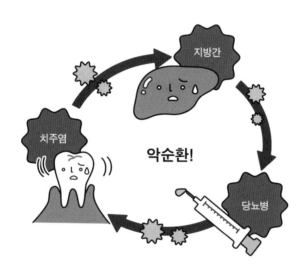

좀 더 알아보기 memo

치주염 예방에 효과적인 구강 청결 방법

치주염을 예방하려면 평소 구강을 청결히 해야 한다. 그러기 위해서는 '플라그를 사전에 없애기', '설태를 먼저 제거하기', '양치질 후에는 음식을 먹지 않기' 등을 실천하는 것이 좋다.

너무 많아진 지방이
이소성 지방이 된다

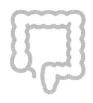

이소성 지방은 심장질환의 위험성을 높인다

최근 주목받고 있는 체지방이 '이소성 지방(異所性脂肪, ectopic fat)'이다. 이소성 지방은 피하지방, 내장지방과 같은 중성지방의 일종으로 '제3의 지방'이라고 불린다.

피하지방은 피하조직에, 내장지방은 장간막에 주로 쌓인다. 이소성 지방은 피하조직이나 장간막에 가지 못한 지방이, 원래는 쌓이지 않아야 할 장소에 쌓인 것이다. 그 장소란 심장, 간, 췌장 등의 장기와 그 주변 그리고 근육 등이다.

체지방은 처음에는 피하지방, 그다음은 내장지방, 마지막으로 이소성 지방 순서로 축적된다. 내장지방과 병행하여 이소성 지방이 축적된다는 견해도 있다.

이소성 지방도 내장지방과 마찬가지로 다양한 생활습관병의 위험성을 높인다. 특히 심장이나 심근세포의 내측과 외측,

심외막 주변에도 들러붙으니 주의해야 한다.

　남성은 나이가 들면서 심장 주변에 지방이 쌓이는 경향이 있다. 심장 주변에 쌓인 지방은 산소와 영양소를 운반하는 혈관에 악영향을 끼치고, 최악의 경우 심근경색과 같이 생명을 위협하는 질병을 일으킨다.

이런 사람은 이소성 지방이 쌓여 있을 가능성이 높다

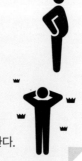

- ☐ 체중은 변하지 않았는데 허리가 굵어졌다.
- ☐ 근력이 약해졌는데 체중은 변하지 않았다.
- ☐ 40세 이상의 남성 혹은 폐경 후 여성이다.
- ☐ 술을 거의 마시지 않는데 간수치가 높다.
- ☐ 고혈압, 지질이상증이 있다.
- ☐ 몸을 움직이는 일이 적다.
- ☐ 탄수화물과 기름기가 많은 음식을 즐겨 먹는다.
- ☐ 교대근무 등 생활 리듬이 일정하지 않은 일을 한다.

하나라도 해당하면 이소성 지방이 쌓여 있을 가능성이 높다!

좀 더 알아보기 memo

임신 중 다이어트를 하면 아기는 이소성 지방이 잘 쌓이는 체질이 된다?

임신 중에 다이어트를 하여 태아까지 영양분이 닿지 못하면 저출생체중아(태어났을 때 체중이 2.5kg 미만)를 낳을 수 있다. 그러다 신생아부터 영유아까지 영양을 너무 많이 주면 지방세포가 늘어나 이소성 지방이 쌓이기 쉬운 몸이 되어버린다.

내장지방은
암의 원인이 된다

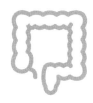

비만이 암에 걸릴 확률을 높인다

국제암연구기관(IARC)의 연구에 의하면 내장지방이 암의 원인이 된다는 것이 밝혀졌다. 연구팀은 평균연령 62~63세의 4만 3,419명을 대상으로 7건의 연구 결과를 분석했다. 중앙값(中央値, 통계집단의 변량을 크기의 순서로 늘어놓았을 때 중앙에 위치하는 값)을 12년간 추적하는 동안 1,656명이 비만과 관련된 암을 진단받았다. 이들을 조사한 결과 허리둘레가 11cm 증가할 때마다 비만과 관련된 암에 걸릴 위험률이 13% 상승했다.

내장지방 증가로 인해 발병 위험성이 높아지는 암으로는, 대장암, 식도암, 위암, 간암, 담낭암, 췌장암, 자궁암, 난소암, 신장암, 유방암 10가지다. 가장 관련이 높은 것은 대장암으로 엉덩이둘레가 8cm 증가할 때마다 발병 위험률이 15% 높아진다.

내장지방은 다양한 염증 물질을 방출하여 체내에 만성염증을 일으키는데, 이것이 암의 발병과 진행에 영향을 준다.

최근 주목받고 있는 것이 내장지방에서 방출된 FGF2라는 물질이다. FGF2는 암 진행을 촉진하는 세포의 활동을 억제하는 기능을 하는데, 내장지방이 암을 유발하는 원인이라는 사실은 변하지 않는다. 평소 생활습관의 개선과 운동 등으로 내장지방을 줄이는 것이 암을 예방하는 데 아주 효과적이다.

치사율이 높은 암의 순위(2020년)

여성

4위 유방
2위 폐
5위 위
1위 대장
3위 췌장

남성

1위 폐
2위 위
3위 대장
4위 췌장
5위 간

※ 출처 : 일본국립암연구센터 암정보서비스

지방간이 진행되면 발병하는 라쿠나 경색

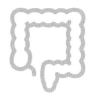

뇌경색의 전조인 라쿠나 경색을 놓치지 마라

지방간의 근원이 되는 내장지방이 늘어나면, 지방세포에서 혈전을 일으키는 PAR-1이라는 물질이 분비되는데, 이것이 뇌경색의 원인이 된다. 뇌경색은 뇌의 혈관이 막혀 뇌에 혈액이 닿지 않아 괴사하는 질병이다. 생명을 위협하는 데다 치료에 성공하더라도 다양한 후유증이 남을 가능성이 있는 무서운 질병이다.

그런데 뇌경색은 큰 발작이 일어나기 전에 작은 뇌경색이 일어난다. 특히 '라쿠나 경색'은 뇌경색의 전조라고 불린다.

뇌경색에는 뇌의 혈관이 동맥경화에 의해 막히는 '뇌혈전'과 심장에 생긴 혈전이 뇌에 유입되어 일어나는 '뇌색전' 두 종류가 있다. 그중 뇌 깊숙한 곳의 모세혈관이 막혀서 일어나는 뇌혈전이 라쿠나 경색이다.

라쿠나 경색의 증상은 '몇 초 동안 손가락 끝이 저림', '한순간 혀가 말림' 등이다. 증상이 사소하여 놓치기 쉬운데, 그대로 두면 심각한 상태에 빠질 수 있다. 라쿠나 경색은 혈관질환의 대표적인 증상으로 지방간이 진행됨에 따라 일어나는 것으로 알려져 있다.

혈전의 유무는 경동맥 초음파검사를 받으면 정확하게 알 수 있다. 혈압이나 혈당치가 신경 쓰이는 사람은 검사를 받아보는 것이 좋다.

이런 증상이 있는 사람은 라쿠나 경색에 주의

☐ 손가락 끝이 몇 초 동안 저린 적이 있다.
☐ 빈번하게 요의를 느낀다.
☐ 순간적으로 혀가 말린 적이 있다.
☐ 감정을 갑자기 표출한다.
☐ 걷는 것이 힘들다.
☐ 갑자기 넘어진 적이 있다.

뇌경색 발생 빈도 비율

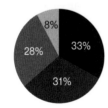

8%
33%
28%
31%

■ 아테롬 혈전성 뇌경색
■ 라쿠나 경색
■ 심원성 뇌색전증
■ 기타

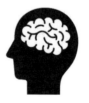

※ 2015년 뇌졸중 데이터뱅크에 의한 뇌경색 환자 7만 2,777건의 통계로 작성

뇌경색 의심 증상이 있다면 곧바로 119!
빠른 처치가 생사를 가른다

혀가 말려 말이 불명확해지는 등 뇌경색으로 의심되는 증상을 보이는 사람들이 있다면 곧바로 구급차를 부르자. 빨리 처치하면 후유증이 남지 않고 치료할 수 있다. 구급차를 기다리는 동안 몸을 움직이지 않도록 적절한 장소에 눕히고 증상을 메모한다.

지방 흡입으로
내장지방을 뺄 수는 없다

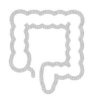

흡입할 수 있는 것은 피하지방뿐이다

미용 성형 수술로 지방 흡입을 하기도 한다. 여분의 지방을 몸을 써서 연소하지 않고 외과적으로 빼내는 방법이다. 요즘은 안전성이 향상되어 체중 감량을 하고 싶은 여성들에게 인기를 얻고 있다.

그러나 이 시술로 흡입할 수 있는 것은 피하지방뿐이다. 고혈압, 당뇨병 등 생활습관병을 일으킬 위험성이 있는 내장지방은 흡입할 수 없다. 내장지방은 위와 장을 덮고 있는 장간막에 축적되는 지방이다. 내장과 가까운 위치라 안전성에 문제가 있는 것이다.

하지만 내장지방은 몸속에서 연소하기 쉬운 지방이다. 바꿔 말하면, 식사 제한이나 운동 등 다이어트로 줄이기 쉽다. 내장지방을 줄이고 싶은 사람은 식이요법과 운동요법을 시작해보자.

몸에 붙어 있는 지방이 흡입할 수 있는 피하지방인지, 연소하지 않으면 줄일 수 없는 내장지방인지를 알아보려면 손으로 복부지방을 잡아보면 된다. 피하지방은 손으로 잡힌다.

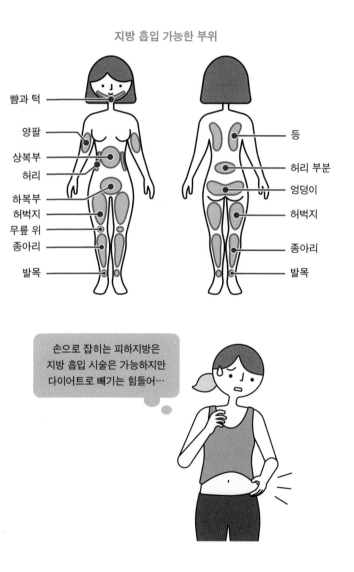

지방 흡입 가능한 부위

빰과 턱
양팔
상복부
허리
하복부
허벅지
무릎 위
종아리
발목

등
허리 부분
엉덩이
허벅지
종아리
발목

손으로 잡히는 피하지방은 지방 흡입 시술은 가능하지만 다이어트로 빼기는 힘들어…

대사를 촉진하는 외과 수술로
2형 당뇨병도 개선할 수 있다

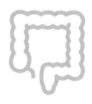

위 축소 수술을 하면 당뇨병이 개선된다

현대의학으로는 당뇨병을 완치할 수 없다. 한번 걸리면 평생 동안 식이요법, 운동요법, 약 복용 등으로 혈당치를 조절해야 한다.

한편 비만으로 인한 당뇨병에 효과적인 외과 수술이 있다. '비만 수술'이라고 불리는데, 위를 축소하거나 우회화하는 수술이다. 수술 후에는 식사량과 영양분 흡수량이 극적으로 줄어들어 결과적으로 당뇨병이 개선된다. 연령이 젊고 당뇨병을 앓은 기간이 짧으며 BMI가 높을수록 효과가 있다.

이 수술이 가능한 사람은 BMI가 35kg/㎡ 이상인 고도비만이거나, BMI가 30kg/㎡ 이상이면서 고혈압, 당뇨병, 고지혈증, 지방간, 수면무호흡증 등의 대사질환 중에서 한 가지 이상이 동반되어 있을 경우이다. 다만 경미한 비만으로도 당뇨병 합병증이 일어나기 쉬운 체질은 BMI 27.5 이상이어도 수술 대상이 될 수 있다. 비만인 사람이 이 수술을 받으면 체중 감량으로 이어져 고혈압, 고지혈증, 지방간, 수면무호흡증 등에도 상당한 효과가 있어 증상이 개선된다.

주요 비만 수술 방법	
복강경하 위소매절제술	
특징	• 위의 대만부를 절제 적출하여 위를 바나나 모양으로 가늘게 한다. • 수술 후 남은 위의 용량은 100ml 정도가 된다. • 식사량의 제한으로 체중이 감소한다. • 일본에서 가장 많이 실시되고 있는 비만 외과 수술
문제점	• 우회술에 비해 당뇨병 개선율이 낮은 경향이 있다. • BMI 50kg/㎡ 이상의 초중증 비만인 사람에게는 효과가 한정적이다. • 우회술에 비해 요요가 오기 쉽다. • 수술 후 식도염이 되기 쉽다.(식도열공탈장, 역류성 식도염이 있는 사람은 역류 증상이 심해지는 경향이 있음)
복강경하 루와이 위우회술 (복강경하 위소매절제술 및 십이지장공장 우회술)	
특징	• 위소매절제술을 실시한 후에 십이지장으로 분리하고 공장(소장)을 우회화한다.(남은 위의 용량은 100ml 정도) • 식사량 제한으로 영양 흡수 저해의 효과도 있다. • 중증 당뇨병의 개선, 초고도 비만(BMI 50kg/㎡ 이상)의 체중 감소 효과는 위소매절제술보다 높다. • 루와이 위우회술과 달리 남은 위의 관찰이 가능하므로 위암이 많은 지역에서 유리한 수술법이다.
문제점	• 평생 비타민, 미네랄 등을 보충제로 섭취해야 한다. • 위소매절제술에 비해 난이도가 높고 봉합부전의 가능성이 있다.

 주의 수술 후에는 위의 용량이 축소되므로 영양관리사의 지도나 식사법을 신경 써야 한다.

▶ **수술을 받더라도 매일 주의하는 것이 중요하다!**

운동하지 않아도,
한 달에 체중의 5%만 빼면 건강해진다

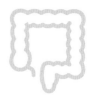

무리한 체중 감량은 오히려 악영향

아무리 내장지방이 몸에 악영향을 끼친다고 해도, 급격하게 체중을 빼면 몸에 큰 부담이 가해진다. 전체 몸무게의 5%를 한 달에 감량하는 정도가 좋다.

예를 들어 체중 70kg인 사람은 한 달에 3.5kg까지 뺀다고 생각하자. '겨우 3.5kg?'이라고 생각할지도 모른다. 하지만 꾸준히 그 목표만큼 감량한다면 몇 개월 후에는 날씬한 몸이 될 것이다.

한 달에 전체 몸무게의 5% 이상 빼면 피로, 변비, 피부 상함, 체온 저하 등의 증상이 나타나기 쉽다. 게다가 몸이 위험을 느껴 요요가 오기 쉬워진다. 요요를 피해야 하는 이유는, 일단 떨어진 근육량은 늘지 않고 지방만 늘어나 점점 살을 빼기 어려운 몸이 되기 때문이다. 다이어트에 성공했다가 요요가 오는 이유는 급격한 체중 감소 때문이다.

　다이어트에 성공하려면 목표를 정하는 것이 중요하다. '왜 살을 빼고 싶은지', '날씬해지면 무엇을 하고 싶은지', '언제까지 몇 kg을 뺄지' 등 구체적인 목표를 설정하고 계획을 세우면 무리한 감량과 요요를 걱정할 일 없이 건강하고 날씬한 몸을 가질 수 있다.

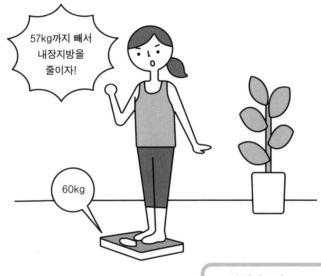

좀 더 알아보기 memo

지방을 1kg 빼는 데 필요한 에너지는 몇 칼로리일까?

지방 1g=9kcal이므로 단순 계산으로 지방 1kg을 빼기 위해 필요한 에너지는 9,000kcal다. 1시간 걷기로 소비되는 에너지는 150~300kcal이므로 1kg를 빼려면 30시간 이상 걸어야 하는데, 이는 거의 불가능하다. 그러므로 음식 섭취량을 제한하는 편이 더 쉽다.

아름다운 몸을 위한 **마키타 젠지** 명언

비만을 부르는 것은
지방이 아닌 습관이다.

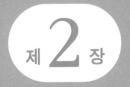

제2장

내장지방의 원인,
'당질'이란?

'지방은 지질의 과잉'이 원인이라는 것은 오해였다.
내장지방을 빼기 위해 우선 알아야 할 당질에 대해 살펴본다.

당질의 역할과 종류를
올바르게 알아야 한다

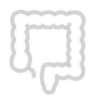

건강을 유지하기도, 위협하기도 하는 당질

당질(탄수화물), 단백질, 지방은 인간이 건강을 유지하는 데 필요한 3대 영양소이다. 우리는 이러한 영양소를 주로 식사를 통해 섭취하여, 몸과 뇌를 움직이기 위한 에너지와 근육, 혈액, 골격 등을 만드는 데 사용한다.

그런데 왜 세상에는 '당질 오프', '당질 제로' 등의 식품이 넘쳐나는 걸까? 그 이유는 당질의 과잉 섭취가 건강을 해친다는 인식이 높아지고 있기 때문이다.

과잉 섭취로 몸속에 남은 당질은 중성지방이 되어 비만의 원인이 될 뿐 아니라 질병을 일으키기도 한다. 또한 과잉 섭취한 당질은 노화의 원인이 되는 AGE(최종당화산물)라고 불리는 물질을 만든다. 인간의 몸과 뇌를 건강하게 움직이고, 컨디션을 유지하기 위해 당질은 없어서는 안 되는 영양소이지만, 과잉 섭취하면 해가 될 수 있다.

당질을 함유한 식품으로는 탄수화물이 다량 함유된 쌀, 빵, 면류 그리고 설탕이 들어간 디저트 등이 대표적이다. 이외에도 유제품, 술, 채소 등 확실하게 '단맛'이 나는 식품도 당질을 함유하고 있으므로 주의가 필요하다.

당질을 많이 함유한 식품이 무엇인지를 정확하게 아는 것이 '과잉 섭취'를 예방하는 첫걸음이다.

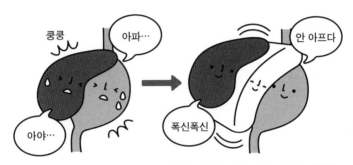

당질을 너무 많이 섭취하면 내장지방이 늘어나 비만이 된다. 비만은 만병의 근원이다. 하지만 내장지방은 내장의 틈새를 메워 쿠션처럼 외부의 충격을 완화하는 중요한 역할도 한다.

좀 더 알아보기 memo

사용되지 않은 당질은 지방으로 바뀐다! '당질 축적'을 피하자

당질은 체내에서 혈당이 되어 몸과 뇌를 움직이는 에너지원으로 쓰인다. 그러나 당질을 다 쓰지 못하면 중성지방으로 지방세포 속에 축적되고 피하지방이나 내장지방을 비대하게 만든다. 그러면 대사증후군의 발병 위험성도 높아진다.

당질의 악성도를 이해하고
올바르게 섭취하라

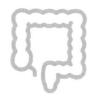

캔커피는 악성도가 높다! 섭취하면 안 되는 당질은?

당질은 생명을 유지하는 데 없어서는 안 되는 영양소이다. 그러나 현대인은 '일절 섭취할 필요 없는 나쁜 당질'을 즐겨 섭취하는 경향이 있다. 당질의 '악성도'를 알고 건강을 해칠 위험이 높은 당질의 섭취는 가능한 피하자.

가장 악성도가 높은 것은 캔커피, 청량음료, 주스 등이다. 당분이 많이 함유되어 있기 때문에 습관적으로 마시면 '당질 중독'에 빠진다. 액체로 섭취하는 당질은 본래의 소화 및 흡수 시스템에 맞지 않기 때문에 특히 주의해야 한다.

백설탕을 많이 사용한 과자도 필연적으로 당질이 높을 수밖에 없다. 과일은 비타민과 미네랄이 풍부해 건강에 좋다고 생각하기 쉬운데, 품종 개량으로 당도를 높인 과일을 너무 많이 먹지 않도록 주의하자.

주식인 탄수화물이나 당분이 많은 식품은 아침이나 낮에 섭취하는 것이 좋다.

주요 식품의 당질 함유량

	식품	중량	당질 함유량
밥	백미밥	100g	36.1g
	현미밥	100g	35.6g
면	메밀국수	삶은 메밀면 180g	50.5g
	우동(조미 국물)	삶은 우동면 200g	53.6g
	돈코츠라멘	생중화면 110g	66.1g
빵	식빵(6등분)	60g	26.6g
생선	꽁치 소금구이	130g	0.1g
	방어 양념구이	80g	6.3g
	생선가스	생선 70g	8.6g
소고기	소고기 스테이크(로스)	어깨살 로스 100g	1.9g
	소고기 함박스테이크	소고기 100g	9.7g
돼지고기	포크소테	돼지고기 로스 80g	1.7g
	돈가스	돼지고기 로스 100g	10g
	군만두	돼지고기 50g	17.2g
닭고기	닭고기 간장양념구이	영계 허벅살 80g	4.2g
	찜닭	영계 가슴살 80g	6.4g
	치킨	영계 허벅살 80g	4.7g
달걀	삶은 달걀	50g	0.2g
	구운 달걀	50g	3.2g
콩식품	낫토	50g	2.7g
과자	카스텔라	40g	25.1g
	붕어빵	126g	58.7g
과일	딸기	50g	3.6g
	사과	50g	7.1g

※ 〈일본식품표준성분표 2020년판(8개정)〉(문부과학성)으로 작성

당류 제로에 속지 마라!
당질과 당류의 차이

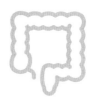

'당질 오프'와 '당류 오프'는 다른 것

시중에는 '당질 제로'나 '당류 제로' 식품이 많이 나와 있다. 사실 당류는 '당질 중 하나'이며 4가지로 분류할 수 있다.

① 당류

단당류와 이당류가 있다. 단당은 포도당, 과당 등이다. 이당은 자당이나 유당으로 설탕과 우유에 들어 있다.

② 소당류

올리고당이라고도 불리는 당류로 단당이 2~10개 붙은 것이다.

③ 다당류

대표적으로 밥과 감자 등 탄수화물이 있다. 단당이 수십에서 수천 개 붙은 것이다.

④ 당알코올

인공감미료인 자일리톨 등으로 당류에 수소를 첨가한다.

'당질 제로'는 당류, 소당류, 다당류, 당알코올이 모두 제로(0)라는 의미다. '당류 제로'는 당류 이외의 것이 포함되어 있으므로 당질 자체가 없는 것은 아니다. 식품을 고를 때 참고하자.

당질과 당류

당질	당류	단당류	포도당, 과당
		이당류	자당, 유당
	소당류		올리고당
	다당류		전분, 히알루론산 등
	당알코올		자일리톨, 만니톨 등 인공감미료

과당	이당류	다당류

과일　　꿀　　　설탕　　우유

흰쌀밥

좀 더 알아보기 memo

당류와 당질 '제로'의 기준은? 진짜 당질의 양을 아는 방법

당질 제로, 당류 제로라고 해도 완전한 제로는 아니다. 식품표시법에 따라 식품 100g(음료수는 100ml)당 함유량이 0.5g 미만이면 제로로 표기한다. 영양 성분 표시에서 당질의 양을 확인해보자.

혈당 스파이크를 반복하는 사람은 당뇨병이다?

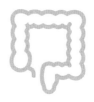

'혈당 스파이크'가 건강을 해친다

혈당 수치는 식후에 완만하게 상승했다가 하강하는 것이 이상적이다. 그러나 현대에는 혈당이 급격하게 오르내리는 식생활이 만연하다.

식사를 하고 나면 몸에서는 혈당치를 낮추는 작용을 하는 인슐린이 분비된다. 그러나 당질을 과잉 섭취하면 인슐린이 이를 따라잡지 못해 혈당치를 낮출 수 없고, 이 상태가 계속되면 '당뇨병'에 걸린다.

또 다량의 당질을 섭취하면 혈당치의 급상승뿐만 아니라 급하강을 초래한다. 췌장이 대량의 인슐린을 분비해 혈당치가 급격히 내려가면 저혈당이 될 수도 있다.

이처럼 혈당치가 급격하게 오르내리는 것을 '혈당 스파이크'라고 한다. 당뇨병 예방을 위해서도 혈당 스파이크를 피해야 하는데, 그러려면 무엇보다 식단에 신경 써야 한다.

흰쌀밥이나 빵 등의 탄수화물은 다당류이지만, 포도당으로 체내에 흡수되기까지는 씹어서 넘기고 위와 장에서 소화 분해 되는 과정을 거치기 때문에 혈당치의 상승 속도가 비교적 완만 하다. 한편 음료로 섭취하는 당질은 그러한 과정을 거치지 않 고 곧바로 소장에 흡수되므로 혈당치가 단번에 올라간다. 혈당 스파이크를 방지하려면 당질이 함유된 음료를 피해야 한다.

혈당치의 변동

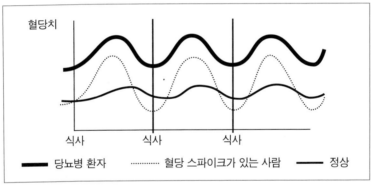

혈당 스파이크가 있는 사람은 평소의 혈당치가 정상이라도 식후와 식전의 혈당치가 크게 변동한다.

좀 더 알아보기 memo

'몸에 좋다'고 하는 음료도 의외로 당질이 많다

당질이 많이 함유된 음료는 캔커피와 탄산음료뿐만이 아니다. 몸에 좋다고 하는 야채 주스, 우유 음료, 이온 음료에도 당질이 많이 들어 있다. 한 번에 마시거나 너무 많이 마시면 혈당 스파이크를 일으킬 수 있다.

동맥경화나 심근경색도 초래하는 혈당 스파이크

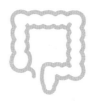

의욕 저하, 컨디션 불량의 원인이 '당질'

당질의 과잉 섭취가 초래하는 것은 비만이나 당뇨병뿐만이 아니다. 혈당 스파이크는 혈관을 손상시켜 동맥경화를 일으키고, 심근경색과 뇌졸중으로 이어질 수 있다.

혈당치를 낮추기 위해 인슐린이 과도하게 분비되면 저혈당 상태가 된다. 혈당 수치는 공복 시 99mg/dl 이하가 바람직하다. 70mg/dl 이하로 내려가면 불안, 짜증, 졸음 증상이 나타나고 심하면 두통, 메스꺼움 등의 부진이 나타난다.

몸 상태가 안 좋으면 업무나 집안일을 할 의욕도 나지 않는다. 최근 짜증이 늘고 쉽게 지친다고 느끼는 사람은 '반응성 저혈당'일 가능성도 있다.

건강검진에서는 이상이 없고 당뇨병이 아니라고 진단받은 사람 중에서도 혈당 스파이크가 일어났다가 정상화되는 사람도 있다.

   넓게 보면 심근경색과 뇌경색의 위험에 노출되어 있는 사람이 많다고 할 수 있다.

혈당 스파이크 체크리스트

☐ 아침 식사를 거른다.
☐ 식사를 10분 이내에 끝낸다.
☐ 식사는 탄수화물이 중심이다.
☐ 과자, 디저트 등 달콤한 것을 좋아한다.
☐ 식후에 자주 나른해진다.
☐ 운동 습관이 없다.
☐ 식사 시간이 불규칙하고 식사를 거르는 경우도 있다.
☐ 식후 2시간 이내에 강한 졸음을 느끼거나 멍해진다.
☐ 다이어트 후 요요가 온 경험이 두 번 이상이다.
☐ 수면 시간이 6시간 이내이다.
☐ 잠을 자도 피곤이 가시지 않는다.

해당되는 숫자	혈당 스파이크가 일어날 가능성
2개 이하	가능성이 낮다.
3~6개	자주는 아니지만 일어나고 있을 가능성이 있다.
7개 이상	자주 일어날 가능성이 높다.

좀 더 알아보기 memo

점심 식사 후 졸린 사람은 무엇을 먹었는지 검토하자

졸음이나 나른함으로 오후에 일을 하기 힘든 사람은 점심 식사를 점검해보자. 탄수화물만 먹지 않고 채소와 단백질도 같이 먹기, 당질이 많은 음료 마시지 않기, 천천히 먹기 등 혈당 스파이크를 억제하는 방법을 시도해보자.

건강검진으로는
혈당 스파이크를 알 수 없다

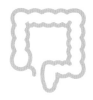

'식후 혈당치'를 측정하는 법

건강검진에서 이상이 없다고 나온 사람도 혈당 스파이크는 일어난다. 건강검진은 전날 밤부터 금식한 상태에서 측정하는 '공복' 혈당뿐이다. 식후에 혈당치가 얼마만큼 올라가고 내려가는지, 상하 폭이 급격한 혈당 스파이크인지를 측정하는 것이 아니다.

식후 혈당치는 식사하고 1~2시간 지났을 때 측정한다. 혈당치가 140mg/dl 이상이라면 혈당 스파이크가 일어나고 있는 것이다. 식후의 졸음, 원인 불명의 컨디션 난조가 있어서 '혈당 스파이크나 반응성 저혈당'이 의심된다면 직접 재보는 것도 좋다. 식후 혈당치를 직접 측정할 수 있는 '프리스타일 리브레'(글로벌 기업 애보트(Abbott) 제품으로 한국에는 2020년 5월에 정식 출시되었으며 1형 당뇨병 환자는 의료보험이 적용된 금액으로 구매 가능하다. ─옮긴이)를 추천한다.

이 기구는 연속혈당 측정 센서와 리더 2가지 부품으로 이루어져 있다. 기존처럼 혈액을 채취하는 것이 아니라 팔에 부착해서 글루코스(단당류) 수치를 알 수 있다.

식후 혈당치를 관찰하면 '무엇을 먹으면 언제쯤 혈당치가 올라가는지'를 알 수 있어서 혈당 조절이 쉬워진다.

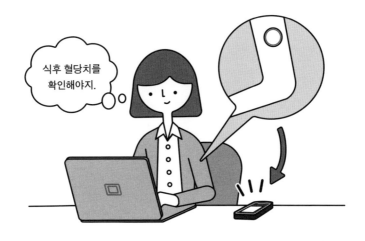

좀 더 알아보기 memo

당뇨병 환자는 심근경색을 알아채지 못한다

심근경색은 생명을 위협하는 질병이다. 그런데 지병으로 당뇨병을 앓고 있는 사람은 심장의 이상을 눈치채기 어려울 수 있다. 신경장애라는 당뇨 합병증에 걸리면 통증에 둔감해지기 때문이다. 이처럼 당뇨병은 무서운 질병이다.

당질이 많은 음식은
중독성이 강하다

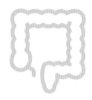

당질을 과잉 섭취하는 것은 인간의 본능

당질을 섭취하여 혈당치가 상승하면 도파민과 세로토닌이 방출되어 인간의 뇌는 쾌락 상태가 된다.

혈당치가 이러한 지복점(至福點, bliss point, 최고의 만족도를 느끼는 지점)을 찍는 일이 너무 잦으면 짜증과 불안 증상이 나타난다. 그러면 뇌는 다시 쾌락을 얻기 위해 '당질 섭취'라는 지령을 내리고, 무의식중에 또 당질을 섭취한다. 이러한 사이클이 완성된 상태를 '당질 중독'이라고 부른다.

인류의 조상은 사냥을 하면서 생존해온 기간이 길었다. 지금처럼 농사를 지어 수확한 흰쌀과 밀을 언제든지 먹을 수 있는 환경이 아니었다. 그 때문에 우리 몸은 '기회가 있으면 당질을 섭취하도록' 프로그램되어 있다. 애초에 인간의 몸은 당질 중독에 빠지기 쉬운 구조이다.

식품회사는 인간의 이런 특성을 파고든 제품을 판매하고 있다. 당질을 얼마나 넣으면 '지복점'에 다다르는지를 계산하여 소비자를 더욱 당질 중독에 빠뜨린다.

자신의 몸을 지키고 싶다면, 상품을 구매하기 전에 당질 함유량을 스스로 확인하여 과잉 섭취를 피하는 것이 중요하다.

당질 중독 체크리스트

- □ 제대로 아침 식사를 했는데도 점심 식사 전에 공복감을 느낀다.
- □ 달달한 과자나 정크푸드를 먹기 시작하면 멈출 수 없다.
- □ 가끔 식사를 해도 포만감을 느끼지 못하는 때가 있다.
- □ 음식을 보거나 냄새를 맡으면 먹고 싶어진다.
- □ 공복이 아닌데 야식을 먹고 싶을 때가 있다.
- □ 야식을 먹고 싶은 충동이 있다.
- □ 과식한 후에는 왠지 나른해진다.
- □ 배가 꽉 찼는데도 계속 먹는다.
- □ 요요가 온 적이 있다.

결과 (해당하는 개수)	· 0~2개 : 중독이 아님	· 3~4개 : 가벼운 중독
	· 5~7개 : 중간 중독	· 8~10개 : 심한 중독

좀 더 알아보기 memo

당질 중독이 원인? 나우루공화국에 일어난 비극

적도 바로 밑에 있는 나우루(Nauru)공화국은 인광석으로 나라가 번영했는데, 코카콜라나 햄버거 등이 들어와 국민의 80%가 비만이 되었다. 현재는 광석 자원도 고갈되었고, 비만과 당뇨병 환자들이 많은 최빈국이다.

당질 과다 섭취로
살 빼기 어려운 몸이 된다

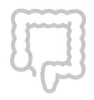

'살 빠지는 호르몬'의 기능 저하로 포만감을 느끼기 어렵다

다양한 작용을 하는 호르몬 중에서 '살 빠지는 호르몬'이라고 불리는 것이 지방에서 분비되는 렙틴(leptin)이다. 이 호르몬은 식욕을 억제하여 과식을 막아주는 기능을 담당한다. 뚱뚱하지 않은 사람이든 뚱뚱한 사람이든 모두 렙틴은 분비되는데, 뚱뚱한 사람은 렙틴의 분비량이 적어서 포만감을 잘 느끼지 못한다.

게다가 지방이 많으면 렙틴을 활성화하는 수용체가 제대로 기능하지 않는다. 탄수화물의 과잉 섭취로 비만 경향이 있는 사람은 식욕을 억제하는 기능이 떨어지기 때문에 살을 빼기 어려운 체질이 된다.

렙틴은 식사를 시작하고 20~30분 후 지방에서 분비되어 포만중추를 자극한다. '천천히 씹어서 먹는 것'은 다이어트의 기본 상식인데, 렙틴이 과식을 방지하는 지령을 내리기까지 20분 이상 걸리기 때문이다. 식사를 빨리할 경우에는 렙틴이 포만 중추를 자극하기 전에 이미 팍팍 먹어버려서 결과적으로 살이 찌게 된다.

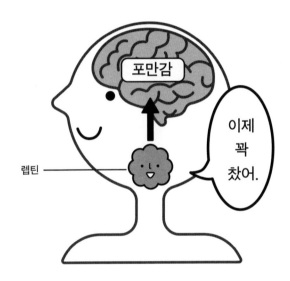

좀 더 알아보기 memo

살을 빼기 위해서는 양질의 '수면'이 필요하다

살 빼기 어려운 원인으로 수면도 있다. 수면이 부족하면 렙틴의 분비량이 줄어들고 낮에 식욕을 증진하는 그렐린(ghrelin)이 늘어난다. 따라서 살이 안 찌려면 양질의 수면을 취하는 것도 중요하다.

당질을 과다 섭취하면
혈액도 끈적끈적해진다

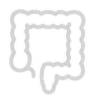

저녁 식사 때도 당질 과잉 섭취에 주의

바쁜 현대인 중에는 밤늦게 일을 마치고 귀가해 밤 10시경에 저녁을 먹는 사람들도 적지 않다.

그러나 밤에 탄수화물을 섭취하면 당질을 에너지원으로 사용할 수 없으므로 혈액 중에 중성지방이 늘어난다. 혈중 중성지방이 늘어나 혈액이 끈적끈적해지면 동맥경화를 일으키고 뇌경색이나 심근경색 등 건강에 심각한 피해를 가져온다.

탄수화물(당질)을 섭취함으로써 하루의 피로가 완화되는 것은, 혈당치 상승으로 도파민과 세로토닌이 방출되어 뇌가 쾌락 상태가 되기 때문이다. 이것이 습관화되면 하루 종일 바쁘게 일하면서 쌓인 스트레스를 저녁에 양껏 먹는 것으로 풀어버리는 일상이 반복된다.

하루의 고달픔을 맛있는 음식으로 보상받고 싶은 마음도 이해되지만, 탄수화물에 치우친 식사는 혈액에 악영향을 끼쳐 자칫 동맥경화로 이어질 수 있음을 잊지 말자.

동맥경화로 인한 주요 질병과 증상

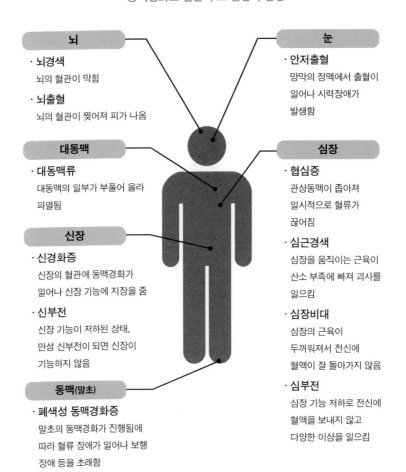

뇌

· **뇌경색**
뇌의 혈관이 막힘

· **뇌출혈**
뇌의 혈관이 찢어져 피가 나옴

대동맥

· **대동맥류**
대동맥의 일부가 부풀어 올라 파열됨

신장

· **신경화증**
신장의 혈관에 동맥경화가 일어나 신장 기능에 지장을 줌

· **신부전**
신장 기능이 저하된 상태, 만성 신부전이 되면 신장이 기능하지 않음

동맥(말초)

· **폐색성 동맥경화증**
말초의 동맥경화가 진행됨에 따라 혈류 장애가 일어나 보행 장애 등을 초래함

눈

· **안저출혈**
망막의 정맥에서 출혈이 일어나 시력장애가 발생함

심장

· **협심증**
관상동맥이 좁아져 일시적으로 혈류가 끊어짐

· **심근경색**
심장을 움직이는 근육이 산소 부족에 빠져 괴사를 일으킴

· **심장비대**
심장의 근육이 두꺼워져서 전신에 혈액이 잘 돌아가지 않음

· **심부전**
심장 기능 저하로 전신에 혈액을 보내지 않고 다양한 이상을 일으킴

당질 오프,
주식 빼고 먹기

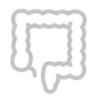

혈당치를 올리는 호르몬이 작용한다

인생 100세 시대인 요즘, 건강한 장수에 대한 관심이 높아져 '당질 오프'의 식생활을 추구하는 사람들도 늘었다. 밥 대신 샐러드를 먹는 등 당질을 신경 쓰는 사람들을 겨냥한 메뉴를 내놓는 음식점도 많아졌다.

당질은 활력적인 활동에 필요한 영양소이다. '당질을 끊으면 저혈당이 되지 않을까?'라는 불안감이 들 수 있는데 걱정할 필요 없다.

당질은 포도당으로 분해되고 체내에 흡수되어 에너지원이된다. 인간의 몸은 외부로부터 포도당 공급이 부족해지면 혈당치를 올리는 호르몬이 작용하는 구조로 되어 있기 때문에 저혈당이 될 리는 없다.

당질 오프에 효과적인 방법은 주식인 흰쌀밥이나 빵을 빼

는 것이다. 그러면 공복을 견딜 수 없을까 봐 걱정하는 사람
도 있는데 주식을 빼는 대신 고기, 생선, 채소를 제대로 먹으
면 된다.

식사를 조절하는 정도의 당질 오프에 그치지 않고 필요 이상
으로 다이어트를 하면 요요가 오기 쉽다. 과도한 제한으로 무
리하게 진행하지 말고 우선 '저녁 식단에서 주식 빼고 먹기'와
같이 가능한 범위부터 시작해보자.

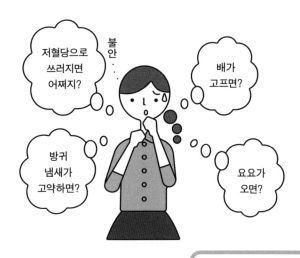

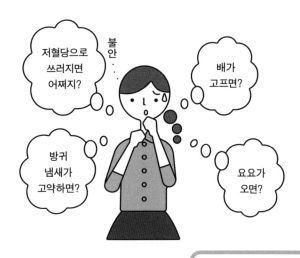

좀 더 알아보기 memo

당질 오프도 적당히? 너무 많이 빠지지 않게 주의한다

당질 오프 식생활은 쉽게 효과를 볼 수 있는 체중 감량법 중 하나이다. 다
만 살이 과하게 빠지면 빈혈, 갑상선 기능 저하, 면역력 감소 등 다양한 폐
해가 나타날 수 있다. 철저히 지키기보다 때때로 어긴다는 감각으로 느슨
하게 유지하는 편이 좋다.

당질 섭취를 줄여도
간이 보충해준다

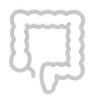

당분해와 당신생 2가지로 에너지원을 만든다

당질 오프로 섭취하는 당분을 줄인 경우, 몸과 뇌를 움직이는 데 필요한 에너지원은 어떻게 만들어야 할까? 그 열쇠를 쥐고 있는 것이 간이다.

평소 식사로 섭취한 당질은 소장에서 흡수된 후 포도당 중합체인 글리코겐으로 간세포에 축적된다. 간에 축적된 글리코겐은 어떤 이유로 당질이 부족할 때 포도당으로 분해되어 에너지원으로 사용된다. 이를 당분해(glycolysis)라고 한다.

또한 간은 단백질에서 분해된 아미노산과 중성지방에서 분해된 글리세롤을 사용하여 스스로 당질을 만들 수 있다. 이것이 당신생(glyconeogenesis)이다.

당분해와 당신생, 간의 이 2가지 작용 덕분에 당질 오프 식사를 해도 저혈당이 되지 않는다.

그뿐만 아니라 간의 글리코겐마저 부족하면 이번에는 지방 세포에 흡수된 중성지방을 꺼내 에너지원으로 사용한다. 지방을 에너지로 변환하기 때문에 당연히 지방이 감소되어 살이 빠진다. 당질 오프로 살이 빠지는 것은 이러한 몸의 구조에 따른 결과이다.

당질 오프여도 저혈당이 되지 않는 몸의 구조

중성지방에서 분해된 글리세롤과 아미노산으로부터 당질을 만든다.

당신생
글리세롤 아미노산

당분해
당질

소비되지 않은 당질은 글리코겐으로 간에 축적되고, 글리코겐을 분해하여 당질을 만든다.

포도당

포도당

좀 더 알아보기 memo

간의 기능으로 뇌는 당분을 섭취하지 않아도 일할 수 있다

'당분을 섭취하지 않으면 머리가 돌아가지 않는다'라고 생각하는 사람도 있을 것이다. 그러나 잠을 자는 동안에 우리는 저혈당이 되지 않는다. 이것은 뇌의 신경세포와 혈액 속 산소를 운반하는 적혈구가 1시간에 필요로 하는 혈당 6g 정도를 간이 보충해주기 때문이다.

아름다운 몸을 위한 **마키타 젠지** 명언

건강한 몸을 만들 때
가장 중요한 것은
혈당치 조절이다.

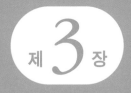

제 3 장

당질과 우리 몸의
관계성을 이해하라

인간은 당질뿐만 아니라 많은 영양소를 섭취해 활동한다.
당질과 인간의 몸, 다른 영양소의 관계를 살펴보자.

우리 몸을 유지하는 데
필수인 단백질

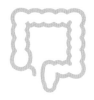

몸의 20%밖에 안 되는 단백질이 필수인 이유

인간의 몸은 60%가 수분으로 이루어져 있고, 그다음으로 많은 단백질이 약 20%를 차지한다. 20%밖에 없는데 필수라고 여겨지는 이유는, 단백질이 몸의 모든 부분에 재료로 쓰이기 때문이다. 뼈, 피부, 근육, 머리카락, 손톱, 내장부터 혈액, 호르몬, 효소까지 모든 것의 재료가 단백질이다.

인간의 몸에는 단백질이 약 10만 종류나 있는데, 그 단백질은 20종류 아미노산의 집합체이다. 원래는 단 20종류인데 연결 방식의 차이에 따라 다양한 종류로 나뉜다.

게다가 20종류는 체내에서 합성할 수 있는 '비필수아미노산'과 체내에서 합성할 수 없고 음식으로 섭취해야 하는 '필수아미노산'으로 나눌 수 있다. 균형 잡힌 식사가 중요한 것은 그 둘의 균형이 붕괴되기 쉽기 때문이다.

나이에 따라 다르겠지만 남성은 하루 60g, 여성은 50g의 단백질 섭취를 권장(일본의 후생노동성 기준, 한국도 동일)하고 있으며, 이는 체중 1kg당 0.9~1g이다.

참고로 고기는 단백질을 섭취할 수 있는 식재료이지만, 단백질의 비율은 25% 정도밖에 안 되므로 주의하자.

필수아미노산과 비필수아미노산의 종류

필수아미노산	비필수아미노산
발린(valine)	알라닌(alanine)
류신(leucine)	글루타민(glutamine)
이소류신(isoleucine)	글루탐산(glutamic acid)
트립토판(tryptophan)	아스파르트산(aspartic acid)
히스티딘(histidine)	아르기닌(arginine)
메티오닌(methionine)	티로신(tyrosine)
리신(lysine)	아스파라긴(asparagine)
트레오닌(threonine)	시스테인(cysteine)
페닐알라닌(phenylalanine)	프롤린(proline)
	글리신(glycine)
	세린(serine)

좀 더 알아보기 memo

운동하고 나서 단백질을 많이 섭취해야 한다?

'나는 운동을 자주 하니까 단백질이 더 필요해'라고 생각하는 사람도 있다. 하지만 운동을 했든 안 했든 체중 1kg당 1g 기준으로 섭취하면 충분하다. 운동을 했으니까 단백질이 더 필요하다는 것은 크나큰 오해이다.

단백질은 분해되어
아미노산이 된다

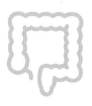

'단백질→펩타이드→아미노산' 순으로 분해되어 단백질로 재합성

단백질은 몸의 모든 부분에 재료로 쓰인다. 그런데 육류와 같이 단백질을 포함한 식품을 먹어도 그대로 흡수되는 것이 아니다. 식품에 함유된 단백질은 아미노산이 수십 개에서 수십만 개나 연결되어 있어서 그대로 흡수하기에는 너무 크다.

식품에 함유된 단백질은 위장에서 십이지장을 통과하는 사이에 점점 분해되어 소장에서 2~20개의 아미노산 집합체인 펩타이드로 분해된다. 펩타이드는 더 자잘한 아미노산으로 분해되어 소장에서 흡수되어 간으로 보내진다.

아미노산은 간에서 다시 단백질로 합성되어 혈관을 통해 온몸에 옮겨진다. 그렇게 옮겨진 단백질을 재료로 몸의 다양한 부분이 만들어진다. 불필요한 단백질은 간에서 처리되고, 노폐물은 신장으로 여과되어 소변으로 배출된다.

100g당 단백질 함유량

종류	부위	함량	종류	부위	함량
소고기	등심	14g	유제품	우유	3g
	채끝	12g		요구르트	4g
	설도	19g		체다 치즈	26g
	우설	13g		파르메산 치즈	44g
돼지고기	등심	17g		버터	1g
	삼겹살	14g	콩식품	낫토	17g
	뒷다리	21g		유부	23g
	안심	22g		완두콩	12g
닭고기	가슴살(껍질 있음)	20g		콩가루	37g
	허벅살(껍질 있음)	17g	견과류	참깨	20g
	안심(연한 부분)	25g		아몬드	20g
	간	19g		호두	15g
달걀	달걀	12g		땅콩(건조)	25g
해산물	멸치	65g			
	건새우	49g			
	참치회(황다랑어)	24g			
	전갱이회	20g			
	고등어구이	31g			
	뱅어포	41g			
	생굴	7g			
	바지락	6g			
	게맛 어묵	12g			

※ 〈일본식품표준성분표 2015년판(7개정)〉
(문부과학성)으로 작성

단백질 과다 섭취는
신장을 나쁘게 한다

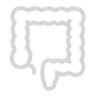

아미노산의 저장으로 단백질은 안정적으로 공급된다

단백질이 분해되어 아미노산이 되고, 그 아미노산이 재합성되어 단백질이 되고, 오래된 단백질은 버려진다. 이 사이클이 체내에서 매일 쉬지 않고 이루어져 인간의 몸이 정상적으로 움직인다.

단백질이 분해되는 양과 재합성되는 양은 기본적으로 같은데, 체내에서 그 균형을 유지하기 위한 시스템이 '아미노산 저장'이다. 다시 말해 인간의 몸은 혈액 속이나 근육 등 몸의 여기저기에 단백질을 저장해두고 있다가 필요하면 곧바로 가져와 아미노산으로 합성된다.

체내에는 단백질의 토대가 되는 아미노산이 항상 저장되어 있으므로, '단백질을 계속 섭취하지 않아서 부족해지는 일'은 결코 일어나지 않는다.

오히려 단백질을 과잉 섭취하지 않도록 주의해야 한다. 단백질을 과잉 섭취하면 신장에서 여과 배출되는 과정에서 문제가 될 수 있다. 단백질이 너무 많으면 처리를 담당하는 신장에 과도한 부담이 가해진다. 결과적으로 만성 신장질환에 걸릴 위험이 있다. 만성 신장질환도 당뇨병과 마찬가지로 완치가 어려운 질병이다. 당질과 마찬가지로 단백질의 과잉 섭취도 주의해야 한다.

한국인의 단백질 권장 섭취량(g/일)

		19~29세	30~49세	50~64세	65~74세	75세 이상
남자	평균 필요량	50	50	50	50	50
	권장 섭취량	65	65	60	60	60
여자	평균 필요량	45	40	40	40	40
	권장 섭취량	55	50	50	50	50

※ 2020 한국인 영양소 섭취 기준(보건복지부)

좀 더 알아보기 memo

단백질을 프로틴으로 섭취하는 것은 위험

신장은 나이가 들수록 쇠약해지므로 누구나 만성 신장질환에 걸릴 가능성이 있다. 이를 예방하기 위해서는 신장에 과도한 부담을 주지 않는 것이 중요하다. 프로틴(protein)은 신장에 부담을 더 가하는 경우가 많아서 만성 신장질환의 위험을 높인다.

지질을 많이 섭취하는 것이
살찌는 원인은 아니다

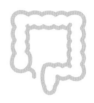

지질은 건강에 없어서는 안 되는 것

'기름진 것을 먹으면 살찐다'라는 말은 상당히 신빙성 있다고 여겨지는데, 사실은 완전한 오해로 밝혀졌다.

단백질, 탄수화물(당질)과 함께 '3대 영양소'의 하나인 지질은 체내에서 세포막과 호르몬의 재료가 되는 매우 중요한 영양소이다. 확실히 지질은 단백질과 당질에 비하면 1g당 칼로리가 2배 이상이라 소비하기 어렵다. 하지만 여분의 지질은 전부 배출되기 때문에 체내에는 거의 남지 않는다.

'그러면 배 주위에 붙은 지방은 뭐지?', '지질이라는 이름부터 지방에서 온 거 아닌가?'라고 의아해할 수도 있다. 그런데 뱃살 지방의 원재료는 지질이 아니다. 모두 당질이 분해되어 중성지방이 되어서 피하지방이나 내장지방으로 바뀐 것이다. 살이 찐 원인은 배출되지 못하고 전부 흡수된 당질이지 지질이 아니다.

'나이가 들면서 기름진 음식은 못 먹겠어'라고 말하는 사람들이 많은데, 지질은 원래 많이 먹기 어렵다. 고령에도 육류(지질)를 많이 섭취하는 사람이 그렇지 않은 사람보다 사망률이 더 낮다는 것은 최근 과학적으로도 입증되었다.

지질이 함유된 주요 식품

생선 지질	고기 지질	견과류	기름
고등어, 정어리, 꽁치 등	돼지고기, 닭고기, 양고기 등	아몬드, 호두, 땅콩 등	올리브오일, 참기름, 아마씨유 등

좀 더 알아보기 memo

미국인도 지질 섭취량은 적다

비만 인구가 많은 미국인들도 사실 지질의 섭취량은 많지 않다. 대량으로 먹기 어려운 지질과 달리, 많이 먹기 쉬운 당질이 함유된 식품이야말로 비만의 원인이다.

기름은 자연 유래의 몸에 좋은 것을 고른다

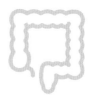

적극적으로 섭취해야 할 지질과 피해야 할 지질

지질은 세포막이나 호르몬의 재료로 없어서는 안 되지만, 모든 지질이 다 좋은 것은 아니다. 건강을 위해서는 양질의 지질을 섭취해야 한다.

그렇다면 양질의 지질이란 무엇일까? 핵심은 자연에서 왔느냐 하는 것이다. 지질은 대부분 지방산으로 이루어져 있다. 그리고 지방산에는 포화지방산과 불포화지방산이 있다.

등 푸른 생선이나 올리브오일에 함유된 불포화지방산은 혈액순환을 돕는 효능이 있다. 육류나 버터 등에 함유된 포화지방산은 한때 콜레스테롤 수치를 올린다고 하여 기피했는데, 지금은 제대로 섭취하면 건강에 좋다는 사실이 밝혀졌다.

그러면 '섭취하면 안 좋은 지질'은 무엇일까? 바로 식물성 기름에 인공적으로 합성시킨 '트랜스 지방산'이다. 마가린이나 샐러드유 등에 함유된 것으로 심근경색의 발병 위험을 높인다고 알려져 있다.

또 오래되고 산화한 요리용 기름도 노화에 직결된다고 알려져 있으니 피하는 것이 좋다. 체내에 들어가는 것이니만큼 기름은 신선한 것을 사용하자.

지방산의 종류

	포화지방산	불포화지방산		
		오메가3	오메가4	오메가5
주요 종류	팔미트산 스테아르산 라우르산	α-리놀렌산 EPA/DHA	리놀산 τ-리놀렌산 아라키돈산	올레인산
체내 합성	가능	불가능	불가능	가능
주요 용도	체지방으로 축적	세포와 조직 생성	세포와 조직 생성의 에너지원으로 쓰임	
주요 제품	버터, 고기 기름	들기름, 생선 기름	참기름, 옥수수유	올리브오일
주요 식품	육류	등 푸른 생선	대두, 옥수수	돼지고기, 닭고기

좀 더 알아보기 memo

지방을 많이 섭취할수록 뇌졸중이나 심근경색의 위험이 낮아진다

쓰쿠바대학 연구팀에 의해, 고기를 많이 먹고 포화지방산을 많이 섭취하는 사람일수록 혈압이 안정된다는 것이 판명됐다. 또한 포화지방산을 많이 섭취하면 뇌졸중이나 심근경색의 위험이 줄어든다.

비타민, 미네랄은
3대 영양소를 지원하는 역할

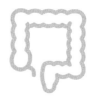

3대 영양소 못지않게 중요한 비타민과 미네랄

탄수화물, 단백질, 지질을 '3대 영양소'라 부르고, 비타민과 미네랄을 추가하면 '5대 영양소'이다. 비타민과 미네랄은 몸의 기능을 조정하고 3대 영양소가 잘 이용되도록 지원하는 작용을 한다. 건강하려면 3대 영양소를 섭취하는 것만으로는 불충분하며 비타민과 미네랄이 반드시 필요하다.

비타민의 대부분은 체내에서 합성할 수 없으므로 음식물로 섭취해야 한다. 비타민은 '수용성비타민'과 '지용성비타민'으로 나뉜다.

수용성비타민은 한 번에 대량으로 섭취해도 소변과 함께 배출되어버리므로 적당량을 섭취하는 것이 중요하다. 지용성 비타민은 기름에 녹기 쉬운 성질이 있다. 그러므로 고기채소볶음처럼 지질과 함께 먹으면 효율적으로 섭취할 수 있다. 다만 비타민은 가열하면 파괴되기 십상이라 채소 샐러드 등으로 보완하자.

비타민뿐만 아니라 미네랄도 몸의 기능을 조정하는 데 필수적인 영양소이다. 미네랄의 종류도 다양한데 칼슘, 마그네슘, 칼륨, 인 등 16종류를 '필수 미네랄'로 불린다. 칼슘은 작은 물고기, 마그네슘은 어패류 등에 많이 함유되어 있다.

마그네슘이 풍부한 식품(100g당)

채소	깻잎	71mg	**해산물**	오징어	170mg
	시금치	69mg		바지락	100mg
	우엉	54mg		연어 알	95mg
콩식품	유부	130mg	**생선**	마른 멸치	230mg
	낫토	100mg		정어리	100mg
	유부 두부	98mg		금눈돔	73mg
해조류 (건조)	파래	3200mg	**열매, 씨앗**	참깨	360mg
	미역	1300mg		아몬드	270mg
	톳	620mg		땅콩	200mg

※ ≪식사가 잘못됐습니다2 : 실천편≫, 마키타 젠지, 더난출판사

좀 더 알아보기 memo

왜 '레몬 몇 개분'의 비타민C라고 하는가?

100g짜리 레몬 1개에는 약 100mg의 비타민C가 함유되어 있다. 이것은 인간이 하루에 필요한 비타민C의 양이다. 어느 정도인지 연상하기 쉽기 때문에 비타민C의 양을 '레몬 몇 개분'이라고 표현한다.

콜레스테롤 수치를
너무 신경 쓰지 마라

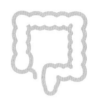

콜레스테롤을 악당 취급하는 것은 크나큰 실수

오랫동안 콜레스테롤은 심근경색과 같은 심혈관질환의 원인이 되는 해로운 것으로 알려졌다. 그래서 달걀이나 마요네즈를 많이 섭취하지 않도록 권장했고, 콜레스테롤이 적은 마요네즈가 개발되었다.

그러나 연구 결과 콜레스테롤 자체는 해롭지 않음이 밝혀졌다. 콜레스테롤은 주로 간에서 생성되기 때문에 식사로 콜레스테롤 수치를 조절하는 것은 아무 의미가 없다.

콜레스테롤은 HDL 콜레스테롤(High Density Lipoprotein cholesterol)과 LDL 콜레스테롤(Low Density Lipoprotein cholesterol) 두 종류가 있다. 오랫동안 HDL이 '좋은 쪽', LDL이 '나쁜 쪽'으로 취급되어 왔는데, 오늘날에는 LDL 자체가 나쁜 것이 아니라 산화(酸化)나 당화(糖化) 등 '열화(劣化)한 LDL'이 좋지 않다는 것이 알려졌다.

HDL과 LDL의 비율을 나타내는 ApoB/ApoAl 수치가 0.8 이상이면 심혈관질환의 위험이 높다. 식사로는 콜레스테롤을 조절할 수 없고, 지질을 많이 섭취해 당질을 감소시키는 것으로 개선할 수 있다.

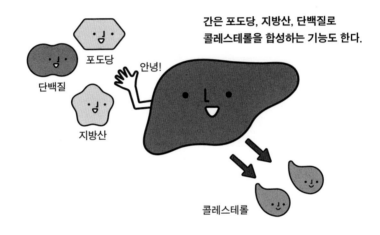

포도당
단백질
안녕!
지방산

간은 포도당, 지방산, 단백질로 콜레스테롤을 합성하는 기능도 한다.

콜레스테롤

좀 더 알아보기 memo

생마가린은 노(No), 그래스페드 버터로 지금 당장 바꾸자

마가린에 함유된 트랜스 지방산은 동맥경화를 일으킨다고 하여 미국과 유럽에서는 규제되고 있다. 빵에 버터를 발라 먹고 싶다면, 방목해 목초만 먹여 키운 소의 우유로 만들어 불포화지방산을 함유한 그래스페드(grass-fed) 버터를 추천한다.

산소는 영양소 흡수에 필요하지만 산화는 주의

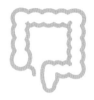

활성산소가 너무 많으면 몸을 '산화'시킨다

인간이 호흡하는 데는 반드시 산소가 필요하다는 사실은 누구나 알고 있다. 하지만 산소의 용도는 자세히 알려져 있지 않다. 호흡에 의해 체내에 흡수된 산소의 대부분은 음식으로 섭취한 영양소를 에너지화하는 데 쓰인다. 그러나 모든 산소가 그렇게 소비되는 것은 아니며, 산소의 몇 퍼센트는 '활성산소'로 바뀐다.

적당량의 활성산소는 면역력을 높이지만 너무 많으면 세포 등이 손상된다.

인간의 체내에는 활성산소가 너무 늘어나지 않도록 '항산화 방어 시스템'이 있다. 활성산소가 너무 많으면 항산화 방어 시스템이 따라잡지 못해 몸이 산화해버린다. 철이 산화하면 녹이 스는 것처럼, 몸이 산화하면 세포가 녹슬어 노화의 원인이 된다.

활성산소는 흡연, 스트레스, 자외선에 의해서도 증가한다. 몸의 산화는 체세포의 노화와 직결되므로 활성산소를 늘리는 습관을 개선해야 한다. 담배는 끊고, 일상의 스트레스를 줄이도록 신경 쓰며, 자외선 차단을 하는 것이 중요하다.

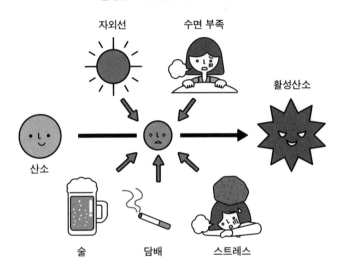

활성산소가 늘어나는 주된 원인

자외선　수면 부족

활성산소

산소

술　담배　스트레스

좀 더 알아보기 memo

노화를 억제하는 카르노신을 섭취하자

뱀장어, 닭고기, 참치 등의 간이나 근육에 많이 함유되어 있는 카르노신(carnosine)은 매우 강력한 항산화 물질로 알려져 있다. 노화를 방지하고 싶다면 카르노신이 들어 있는 식품을 적극적으로 섭취하자.

당질을 과다 섭취하면
'당화'를 초래한다

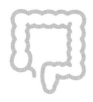

남은 당질이 단백질의 작용을 방해한다

산소는 우리 몸에 없어서는 안 되지만 한편으로는 골칫거리가 될 수도 있다고 했듯이 포도당(당질)도 마찬가지다. 에너지원으로서 필수영양소인 당질도 과잉 섭취하면 남은 포도당이 단백질과 결합해 단백질의 움직임을 떨어뜨리는데, 이를 '당화(糖化)'라고 한다.

당화 초기 단계에서는 포도당과 단백질의 결합이 약해서 다시 포도당과 단백질로 돌아갈 수 있다. 그러나 체내의 산화가 진행되어 있거나 단백질의 과잉 섭취가 계속되면 결합한 포도당과 단백질이 'AGE(최종당화산물, Advanced Glycation End Products)'로 바뀐다.

AGE는 혈관, 근육, 신장, 피부 등에 큰 손상을 주는 물질이다. 인간의 몸에서 산화가 '녹이 스는 것'이라고 하면, 당화는 '타는 것'에 해당한다. 녹은 깨끗이 털어낼 수 있지만, 한번 타버리면 원래대로 되돌릴 수 없다. 체내의 AGE는 좀처럼 배출되기 어려우므로, 애초에 당질을 과잉 섭취하지 않는 것이 무엇보다 중요하다.

또 AGE를 함유한 식품을 가능한 먹지 않아야 한다. AGE는 노릇노릇하게 구운 음식에 많이 함유되어 있으므로 주의하자.

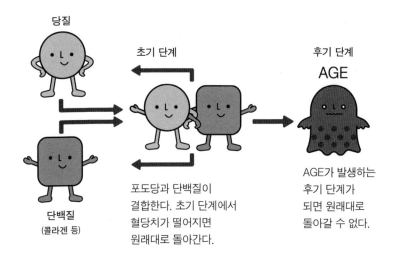

당질

초기 단계

후기 단계
AGE

단백질
(콜라겐 등)

포도당과 단백질이
결합한다. 초기 단계에서
혈당치가 떨어지면
원래대로 돌아간다.

AGE가 발생하는
후기 단계가
되면 원래대로
돌아갈 수 없다.

좀 더 알아보기 memo

튀기지 않은 식품이 유행하는 배경

최근 기름에 튀긴 감자나 스낵 과자에 발암성이 높은 '아크릴아미드(acrylamide)'라는 물질이 대량으로 함유되어 있음이 밝혀졌다. 대기업이 포테이토칩, 라면 등을 논프라잉(non-frying)으로 만드는 이유다.

당화로 인해 생기는
AGE는 노화의 원인이 된다

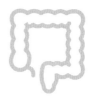

많은 질병과 노화를 초래하는 무서운 AGE

당화에 의해 생기는 AGE는 활성산소에 의한 산화와 마찬가지로 노화의 주요 원인이다. 특히 AGE의 증가는 노화로 직결된다.

AGE의 토대가 되는 단백질과 당질은 모두 인간이 살아가는 데 없어서는 안 되는 것들이다. 인간이 살아가기 위해 단백질과 당질을 섭취하는 한 체내에서 결합하는 당화를 아예 없앨 수는 없다.

그러나 당화가 AGE로 진행되는 것은 별개다. AGE가 단백질끼리 결합시켜 동맥경화를 일으키거나 만성적 염증을 일으켜 고혈압, 심근경색, 뇌졸중, 암, 알츠하이머 등 다양한 질병을 일으킨다. 또 주름, 기미, 머리카락 손상 등의 원인이 된다.

이러한 질병을 예방하고 노화를 방지하려면 몸에서 AGE가 만들어지지 않도록 하는 것, AGE를 함유한 식품을 섭취하지 않는 것이 중요하다. 남은 포도당이 체내에서 단백질과 결합하지 않으려면 당질을 과도하게 섭취하지 않아야 한다.

당질을 과잉 섭취하지 않음으로써 당화를 막고 노화를 방지할 수 있다.

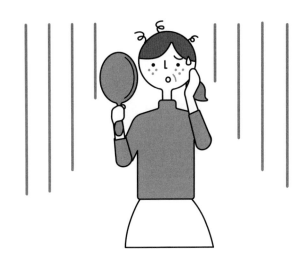

좀 더 알아보기 memo

이제는 혈액의 AGE를 수치로 구분할 수 있다

건강검진 항목 중에 HbA1c(당화헤모글로빈, 당화혈색소)가 있다. 이것은 혈중 헤모글로빈이 포도당과 결합하여 형성된 화합물의 수치다. 이 수치가 높은 사람은 체내에 당이 많아서 AGE가 만들어지기 쉬운 상태라고 볼 수 있다.

AGE는 혈관을 약화시켜
동맥경화를 초래한다

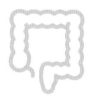

모세혈관을 파괴하고 동맥을 좁고 딱딱하게 만드는 AGE

AGE는 다양한 질병의 원인이 되고 노화를 진행하는 최악의 물질이다.

AGE는 혈관, 피부, 뼈를 만드는 단백질에 결합하는데(AGE에 의한 가교 형성), 콜라겐에 AGE가 들러붙으면 콜라겐끼리 결합해 동맥경화를 일으킨다.

또한 LDL 콜레스테롤을 당화하는 범인이 바로 AGE다. 그 흐름은 다음과 같다.

① AGE에 의해 성질이 변한 LDL 콜레스테롤을 몸이 이물질로 감지한다.
② 이물질을 퇴치하는 대식세포(macrophage)가 당화한 LDL 콜레스테롤을 먹는다.

③ 역할을 마친 대식세포가 포말세포로 바뀌고 혈관 벽에
   쌓인다.
④ 혈관이 점점 딱딱해지고 좁아진다.
⑤ 동맥경화나 심근경색에 걸린다.

당질을 과잉 섭취하지 않음으로써 AGE를 발생시키지 않는
것이 생명을 위협하는 질병을 예방하는 첫걸음이다.

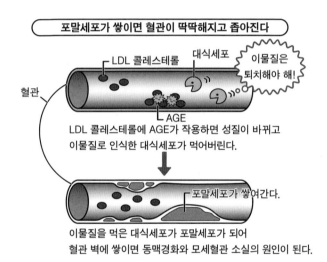

포말세포가 쌓이면 혈관이 딱딱해지고 좁아진다

LDL 콜레스테롤에 AGE가 작용하면 성질이 바뀌고
이물질로 인식한 대식세포가 먹어버린다.

이물질을 먹은 대식세포가 포말세포가 되어
혈관 벽에 쌓이면 동맥경화와 모세혈관 소실의 원인이 된다.

좀 더 알아보기 memo

면역에는 자연면역과 획득면역이 있다

대식세포는 인간이 원래 가지고 있는 자연면역의 하나이다. 반면 후천적으
로 획득한 면역을 획득면역이라고 한다. 인공적으로 체내에 투여되어 특정
바이러스를 공격하는 백신도 획득면역의 하나이다.

스트레스가
당질의 당화를 가속화한다

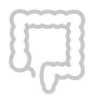

과도한 스트레스가 혈당치의 적이라고 불리는 이유

당질을 삼가며 식사에 신경 쓰고 있는데 갑자기 혈당치가 올라가는 경우가 있다. 대개 그 원인은 스트레스이다.

스트레스는 혈당치를 억제하는 일을 방해한다고 알려져 있다. 혈당치가 스트레스에 의해 40mg/dl이나 한 번에 올라간다든지, 강한 스트레스에 계속 노출되면 연령과 비만 정도에 관계없이 혈당치가 상승하여 당뇨병에 걸리기 쉽다. 또 몸이 스트레스를 완화하려고 분비하는 호르몬이 혈당치를 올릴 수도 있다.

스트레스를 느끼면 그에 대항하기 위해 내분비계에서 코르티솔(cortisol), 자율신경계에서 아드레날린(adrenaline)과 노르아드레날린(noradrenaline)이 나온다. 이러한 호르몬 자체는 문제없지만 더불어 혈당치를 올리는 것이 문제다. 당질을 걸러도 스트레스로 인해 호르몬이 대량으로 분비되면 혈당치가 올라간다.

혈당치가 상승하면 몸의 당화가 진행되어 AGE도 증가하고 결과적으로 '살이 빠지지 않으며' '늙게' 된다.

이것이 당질 제한으로 다이어트할 때 조심해야 할 흐름이다. 이를 방지하기 위해서는 당질의 과잉 섭취를 줄이는 것뿐만 아니라 평소 스트레스 관리도 신경 써야 한다.

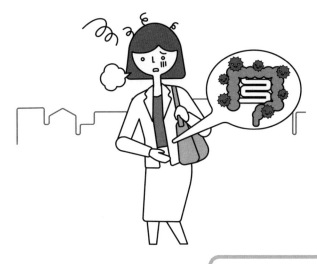

좀 더 알아보기 memo

스트레스는 장내 환경도 악화시킨다

스트레스는 장내 환경에도 악영향을 끼친다. 스트레스에 노출되면 장내에 '나쁜 균'이 늘어나 장내 세균의 균형이 무너져버린다. 장 점막에 구멍이 뚫리는 '장누수증후군(leaky gut syndrome)'을 일으킬 가능성도 있다.

당화로 만들어지는 AGE가
암세포를 만든다

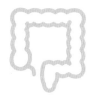

AGE가 증가하면 암 발병 위험이 높아지는 이유

체내에서는 매일 세포가 죽고 새롭게 만들어지는 물질대사가 반복되고 있다. 하루에 죽거나 새로 태어나는 세포 수는 총 1조 개에 달하지만 그중 5천 개 정도는 암세포이다. 면역세포가 암세포를 퇴치하기 때문에 암에 걸리지 않는 것이다. 그러나 암세포가 많아지면 면역세포로는 대처할 수 없기 때문에 암이 발병한다.

암세포가 생기는 이유는, 죽어가는 세포를 복제해 새로운 세포가 생성될 때 일어난 'DNA 복제 에러' 때문이다. 정상적으로 복제되지 않은 세포가 암세포가 되는 것이다. DNA 복제 에러는 당화에 의해 유발된다는 것이 실험으로도 증명되었다.

세균에 기생하여 증식하는 바이러스를 포도당과 혼합하여 대장균에 기생시키면, 포도당과 혼합한 시간이 길고 포도당의 당도가 높을수록 바이러스의 감염력이 떨어진다. 그 결과 바이러스의 DNA가 당화의 영향을 받아 복제 에러를 일으키고, 본래의 감염력을 떨어뜨린다.

이것은 면역세포에도 해당하는 이야기다. 당질의 과잉 섭취로 당화가 진행되어 AGE가 발생해 면역세포 등의 복제 에러가 일어나면 암 발병 위험이 높아진다.

당화가 진행되면 바이러스의 감염력이 저하된다

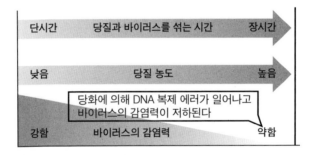

 당화로 인해 DNA 복제 에러가 일어나면 암세포가 많이 발생해 암에 걸릴 위험이 높아진다.

좀 더 알아보기 memo

당신이 받고 있는 건강검진은 충분한가?

암은 조기 발견이 중요한데 엑스레이, 바륨 엑스레이 검사(바륨 조영제를 먹고 발포제(탄산)로 위를 부풀려 엑스레이를 연속적으로 조사하면서 촬영하는 검사-옮긴이), 변잠혈, 초음파 등으로는 조기 발견이 어렵다. 복부 CT 검사나 내시경 검사 등 상세한 검사가 이루어지지 않는 한 의미가 없다.

운동은 AGE의 발생을
억제하는 효과가 있다

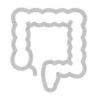

운동의 좋은 점은 체중 감량 효과가 아니다

체력 유지, 스트레스 발산, 취미 등 운동하는 목적은 사람마다 다르다. 특히 어른들은 살을 빼기 위해 운동하는 사람들이 많다. 그러나 안타깝게도 운동으로 체중을 감량하는 것은 칼로리 제한 다이어트와 마찬가지로 기대 이상의 효과를 얻기 힘들다.

운동하면 살이 빠질 거라는 생각은 칼로리를 제한하면 살을 뺄 수 있다는 생각과 같다. 섭취 칼로리보다 소비 칼로리를 늘리면 살이 빠진다고 '착각'하기 때문이다.

사실 운동으로 살을 빼려면 상당한 운동량이 필요하므로, 다이어트 방법으로는 효율이 떨어진다. 하지만 운동이 가져오는 효과는 다양하다. 이 책에서도 내장지방을 빼는 데 효과적인 운동을 소개하고 있으니 당질 오프와 병행하면 좋다.

운동으로 얻을 수 있는 가장 좋은 효과가 '노화 방지'다. 근육은 당을 저장하는 탱크 역할을 한다. 근육이 발달할수록 많은 당질을 저장할 수 있기 때문에 혈당치가 떨어지고 노화의 원인 물질인 AGE의 발생이 억제된다.

가슴, 배, 허벅지 등 부위가 큰 근육을 집중적으로 단련하면 근육 탱크의 크기를 효율적으로 키울 수 있다.

운동으로 기대할 수 있는 주요 효과

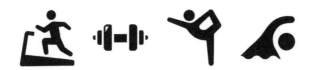

근육이 유연해진다.	혈액순환이 촉진된다.
잘 넘어지지 않는다.	스트레스가 해소된다.
몸에 탄력이 생긴다.	뼈가 튼튼해진다.	뇌가 활성화된다.

좀 더 알아보기 memo

운동하기 좋은 시간대는 언제인가?

운동하기 좋은 시간대는 아침과 저녁이다. 아침에 운동하면 온몸에 신선한 혈액을 보내 몸을 활성화할 수 있다. 저녁에 운동하면 수면의 질을 높이는 효과가 있다. 몸이 충분히 깨어 있지 않은 기상 직후나 잠들기 직전에는 운동을 삼가자.

아름다운 몸을 위한 **마키타 젠지** 명언

20만 명의 환자를 진찰하며
얻은 교훈은
직장에서 성공하는 것보다
부자가 되는 것보다
건강하게 장수하는 것이
가장 중요하다는 것이다.

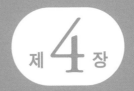

당질 오프로 얻을 수 있는
놀라운 건강 효과

당질 오프는 내장지방만 줄여주는 것이 아니다.
어떤 건강법보다 좋은 당질 오프의 놀라운 효과를 알아본다.

우리 몸은
현대의 식생활에 대응할 수 없다

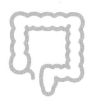

DNA에 맞지 않는 식생활 변화가 생활습관병을 늘린다

2015년 일본 후생노동성의 조사에 의하면, 당뇨병이 강하게 의심되는 사람의 비율은 남성이 19.5%, 여성이 9.2%에 이르렀고 앞으로도 증가하리라 예상된다.

일본에서 당뇨병 환자가 증가하기 시작한 것은 전후 20년이 지난 무렵부터였다. 고도성장으로 생활이 풍족해지면서 주식인 흰쌀, 설탕이 들어간 디저트 등을 누구나 언제든 먹을 수 있게 되었다. '포식의 시대'라고도 불리는데, 이것이야말로 당뇨병이 늘어난 근원적인 이유다.

현대를 살고 있는 인간의 몸도 선사시대의 조상과 다르지 않다. 그런데 선사시대에는 섭취하기 어려웠던 음식, 즉 당질이 다량 함유된 흰쌀, 면, 디저트, 콜라와 같은 청량음료를 받아들일 수밖에 없다.

	🪶 원시적인 식생활	👤 현대적인 식생활
식사 특징	동물성 지방을 자연 그대로 섭취, 당질은 조금밖에 섭취하지 않음	정백한 곡류, 살균 우유 등 가공된 유지(油脂)를 섭취하고 당질도 과잉 섭취함
식사 내용	**에스키모인** (물고기, 생선알, 바다표범 기름 등) **마사이족** (동물의 고기, 피, 젖만 섭취하고 식물에서 나오는 것은 섭취하지 않음)	감자튀김, 청량음료, 햄버거, 피자 등
치아에 미치는 영향	충치가 없고 치열도 고름	충치가 있고 치열도 고르지 않음
몸에 미치는 영향	건강한 몸	면역력 저하

미국의 치과의사 웨스턴 프라이스(Weston Price)의 책 ≪영양과 신체의 퇴화(Nutrition and Physical Degeneration)≫에 의하면, 토양에 따른 차이는 있겠지만 원시적인 식사를 계속한 사람들에게 암이나 심근경색은 전혀 일어나지 않았으며 건강한 몸과 깨끗한 치아를 가지고 있다고 한다.

인간은 선사시대에 완성된 DNA에 새겨진 식생활을 바꿔버렸기 때문에 다양한 생활습관병으로 고생하게 되었다.

당질 오프 상태야말로 인체의 기본 설정

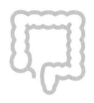

굶주림과의 싸움에서 과잉 당질과의 싸움으로

수백만 년에 달하는 인류의 역사는 대부분 굶주림과의 싸움이었다고 해도 과언이 아니다. 인류의 조상은 가혹한 환경 속에서 식량을 얻기 위해 애썼다. 그중에 밥과 빵 등 당질은 없었다. '당질 오프'로 살아남았다. 인간의 몸은 '당질 오프'가 표준 상태였던 것이다.

당질 오프와 혈당치는 밀접하게 연관되어 있다. 당질 오프 상태에서는 혈당치를 올리는 호르몬과 낮추는 호르몬이 적절하게 균형을 이룬다.

인간의 몸은 굶주림 상태에 있으면 간이나 근육에 축적되어 있던 당분을 꺼내 에너지로 바꿔서 활동한다. 그때 글루카곤(glucagon), 성장호르몬, 갑상선호르몬, 아드레날린 등 많은 호르몬이 작용해 당을 꺼내기 때문에 혈당치가 올라간다.

이와 같이 혈당치를 높이는 호르몬은 많은 데 비해 혈당치를 낮추는 호르몬은 인슐린밖에 없다. 이는 굶주림 상태가 표준이기 때문이다. 하지만 현대인의 몸은 처리할 수 없는 당질이 넘쳐나, 비만이나 생활습관병, 컨디션 불량을 일으키고 노화를 앞당기고 있는 것이다.

인슐린이 혈당치를 낮추려고 노력할수록 뚱뚱해진다

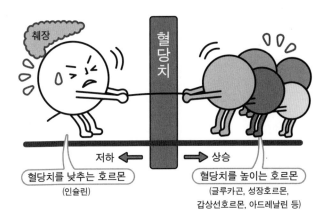

췌장

혈당치

저하 ← 　　　→ 상승

혈당치를 낮추는 호르몬
(인슐린)

혈당치를 높이는 호르몬
(글루카곤, 성장호르몬,
갑상선호르몬, 아드레날린 등)

좀 더 알아보기 memo

생고기를 먹는 고양이의 생명력이 더 강하다

미국의 프랜시스 포튼저(Francis Pottenger) 박사는 대대로 날것을 먹어온 고양이의 생명력이 더 강하다는 것을 깨달았다. 반면 조리된 고기를 먹은 고양이는 퇴화한 것으로 밝혀졌다.

당질 오프로
자율신경이 좋아진다

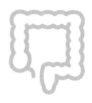

과도한 당질 섭취가 짜증의 원인

식후에 혈당치가 급상승하면 인슐린이 작용하여 혈당치를 낮춘다. 그러면 글루카곤, 아드레날린, 노르아드레날린 등의 호르몬이 길항작용을 하여 혈당치를 적절하게 유지한다.

그러나 식사할 때마다 과도한 당질을 섭취하면 혈당치의 급상승과 급강하가 일어난다. 혈당치가 급격하게 오르내리는 것을 '혈당 스파이크'라고 한다. 이 상태가 되면 자율신경은 혈당치를 올리거나 낮추는 호르몬을 끊임없이 분비한다. 그러면 과도한 호르몬 분비로 자율신경에 과부하가 나타난다.

자율신경은 본래 낮에는 몸을 활발하게 움직이는 교감신경이 우위가 되고, 밤에는 몸을 쉬게 하는 부교감신경이 우위가 된다. 그런데 혈당 스파이크가 일어나면 아드레날린과 노르아드레날린 등 혈당치를 높이는 호르몬이 계속 분비되어 휴식 상태가 되지 못한다. 이렇게 교감신경의 우위가 계속되면 각성 상태가 지속되어 짜증이 나고 신경이 예민해진다.

당질 오프의 식생활이라면 혈당 스파이크를 일으킬 일이 없다. 더불어 원인 모를 짜증도 사라져 마음이 편안해진다.

교감신경, 부교감신경 중 어느 쪽이 우위인가에 따른 변화

	교감신경	부교감신경
심장	맥박이 빠르고, 심장 수축력이 상승함	맥박이 느리고, 심장 수축력이 하강함
폐	호흡이 빨라짐	호흡이 느려짐
위장	소화가 억제됨	소화가 촉진됨
간	글리코겐을 분해함	글리코겐을 합성함
췌장	인슐린 분비가 감소함	인슐린 분비가 증가함
눈물샘	-	눈물이 나옴
땀샘	땀이 나옴	-
피부	혈관이 수축됨	-
혈압	상승함	하강함

좀 더 알아보기 memo

자율신경 정돈에 좋은 아침 습관은?

아침에 일어나서 자율신경을 정돈하는 방법에는 여러 가지가 있다. 아침 햇볕 쬐기, 온수로 샤워하기 등으로 교감신경이 우위가 된다. 스트레칭이나 요가 등 가벼운 운동을 하면 교감신경이 활성화된다.

당질 오프로
수면의 질을 향상한다

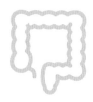

당질의 과잉 섭취는 숙면의 적이다

심신의 피로를 해소하고 활력을 충전하는 데 중요한 것은 밤에 숙면을 취하는 것이다. 그러나 저녁에 당질을 과잉 섭취하면 숙면은커녕 땀을 흘리거나 이를 갈거나 악몽을 꿀 수 있다. 이는 잠자는 동안 급상승한 혈당치를 낮추기 위해 분비된 인슐린으로 급격하게 혈당치가 떨어지는 '야간 저혈당' 때문이다.

수면 중에는 부교감신경이 우위가 되어야 깊은 잠을 잘 수 있다. 그런데 저녁에 당질을 대량으로 섭취해 저혈당 상태가 되면 혈당치를 높이기 위해 아드레날린이나 노르아드레날린 등의 '흥분계 호르몬'을 분비하느라 교감신경이 우위가 된다. 그러면 깊은 잠을 자지 못해 다음 날 일어났을 때도 피로감이 남는다.

저녁 식사로 탄수화물을 많이 섭취하지 않았다고 해도, 자기 전에 달달한 것을 먹지 않아야 한다. 과일에 함유된 과당에 의해 혈당치가 올라가면 야간 저혈당이 되어 잠을 설치거나 쉽게 잠들지 못한다.

야간 저혈당은 젊은 여성에게 자주 볼 수 있는데, 대부분 잠자기 전에 당질을 많이 섭취한 것이 원인이다. 반대로 말하면 저녁이나 자기 전에 당질을 과잉 섭취하지 않으면 야간 저혈당 없이 숙면을 취할 수 있다.

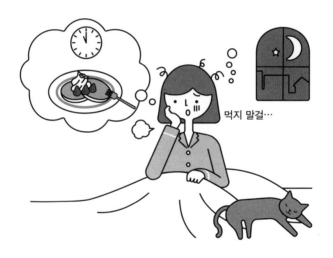

먹지 말걸…

좀 더 알아보기 memo

수면의 질을 높이는 잠자기 전 루틴

수면의 질을 높이려면 목욕은 취침 2시간 전에 하자. 부교감신경을 둔하게 하는 스마트폰 사용, 알코올 섭취, 카페인 섭취를 삼가는 것도 효과적이다. 가벼운 스트레칭도 몸의 혈액순환을 개선하여 심부의 체온을 낮춘다.

칼로리 제한보다
당질 오프가 살이 더 잘 빠진다

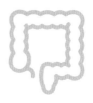

비만의 원인은 지방보다 당질

살찐다는 것은 몸에 지방이 붙는다는 것이다. 그 자체는 맞는 말이지만 '비만의 원인이 지방'이라는 말은 오해다. 지방을 비롯해 '칼로리' 높은 식사가 비만의 원인으로 여겨져온 탓이다.

오랫동안 비만 탈출 방법으로 칼로리 제한이 유효하다고 생각해왔다. 의학 선진국인 미국에서 수십 년 전에 유래한 칼로리 제한은 이제 낡은 방법이 되었다.

최근에는 전문가들 사이에서도 '칼로리 제한으로는 살을 뺄 수 없다'는 생각이 만연해 있으며, '인간이 살찌는 원인은 지방보다 당질이다'라는 올바른 인식이 퍼지고 있다.

칼로리는 열에너지의 양, 즉 열량을 말하며 우리가 살아가는 데 필수인 3대 영양소 '단백질, 탄수화물, 지질'에 모두 들어 있다. 그러므로 칼로리 제한은 '당질 오프'와 다르다. 단순하게 말하면 칼로리가 높은 지질을 줄여도 지방의 근원이 되는 당질을 잔뜩 섭취하면 비만에서 탈출할 수 없다.

칼로리가 아니라 지방의 근원인 포도당을 만들어내는 당질 제한을 해야 살을 뺄 수 있다는 점을 기억하자.

다이어트 방법별 체중 변화

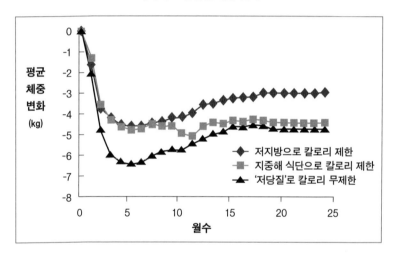

좀 더 알아보기 memo

칼로리설을 처음 주장한 사람은 미국의 영양학자

'비만의 원인은 칼로리를 많이 섭취하는 것'이라는 설을 최초로 주장한 사람은 미국의 영양학자 진 메이어(Jean Mayer)이다. '칼로리설'이 퍼지면서 지방을 제한한 만큼 당질을 잘못 섭취하는 방법이 널리 알려졌다.

근력을 높이는 데도
당질 오프는 효과가 있다

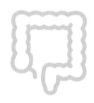

당질 오프로 효율적인 근력 강화

'당질 오프로 급격하게 살이 빠지면 근력이 떨어져서 좋지 않다'는 말을 들어봤을 것이다. 운동에 의해 근육이나 간에 축적된 당질(글리코겐)이 연소하는데, 당질을 보충하지 않으면 근육이 연료로 사용되어 근력이 떨어진다는 논리다. 그러나 이 논리는 속설일 뿐 옳다고 할 수 없다.

인간은 당질을 제한해 몸을 움직이고, 당질이 부족해지면 글리코겐을 연료로 소비하는 것은 맞다. 하지만 근육이나 간의 당질 저장고에 있는 글리코겐을 전부 사용하고 나면 근육을 분해하여 연료로 삼는다는 말은 틀렸다.

근육의 단백질은 몸이 기아 상태가 되면 최종적으로 연료로 변환되어 몸을 움직이는 에너지가 된다. 그 전에 체내에 축적된 지방(내장지방, 피하지방)을 사용하고 난 이후의 이야기다. 지방은 보통 1개월 이상 몸을 유지하기에 충분한 양이 있기 때문에 근육량이 줄어들 때까지 체지방이 떨어지는 일은 웬만해서는 불가능하다. 근육의 단백질이 사용되는 일은 거의 없다는 말이다.

반대로 당질 오프에 의해 체중이 감소되어 몸이 가벼워지면 무릎에 가해지는 부담이 줄어든다. 그만큼 강도 높은 운동도 충분히 할 수 있다.

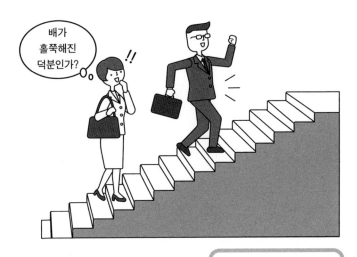

좀 더 알아보기 memo

운동 후에도 단백질 섭취는 필요 없다

'운동으로 에너지를 소모하면 근육의 단백질이 소비되므로 운동 후에는 단백질(protein) 섭취로 근육의 재생을 촉진해야 한다'는 말은 오해이다. 당질 다음에 사용되는 것은 지방이므로, 보통 체형이라면 단백질을 과도하게 공급하지 않아도 충분한 양이 있다.

당질 오프는
주름이나 기미 예방도 된다

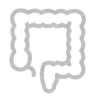

노화의 원인인 AGE를 막아주어 주름과 기미를 예방한다

나이가 들면서 피부에 주름이나 기미가 생기는 것은 어쩔 수 없는 '노화' 현상이라고 생각하는 사람들이 많다. 그러나 주름과 기미의 원인이 단백질에 과도한 당이 붙어 당화한 AGE라는 사실이 밝혀짐으로써 대책을 세울 수 있게 되었다.

인간의 몸속 단백질의 30%인 콜라겐이 늘어나면 피부의 탄력이 유지된다. 그런데 거기에 AGE가 달라붙으면 탄력을 잃어버린다. 탄력을 잃은 피부에는 주름이 생기고 AGE가 쌓인 곳에 갈색의 기미가 생긴다.

자외선이 주름이나 기미의 원인이 되는 것도 AGE 때문이다. AGE는 자외선을 받으면 늘어나는데, 증식한 AGE가 더 많은 콜라겐의 움직임을 방해하여 주름이나 기미를 만든다.

그렇다면 어떻게 해야 AGE를 줄일 수 있을까? AGE가 발생하는 원인인 당질의 과잉 섭취를 멈춰야 한다. 혈당치가 올라가면 포도당이 단백질이나 지방과 결합하여 AGE가 생기기 쉬워지므로, 포도당의 근원이 되는 당질의 섭취량을 줄여야 한다.

피부의 주름과 기미에 대한 대책으로 중요한 것은 당질을 섭취하지 않는 당질 오프와 햇빛이 강할 때는 자외선 차단 크림 등을 잊지 않고 바르는 '항AGE'다. 2가지 대책으로 AGE의 증식을 멈출 수 있다.

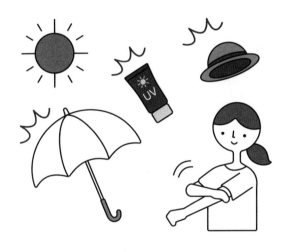

좀 더 알아보기 memo

얼굴 마사지로 주름이 늘어난다?

얼굴 마사지는 주름을 점점 늘린다. 주름의 가장 큰 원인인 AGE는 나이가 들면 쌓이게 된다. 그렇게 탄력이 줄어든 피부를 마사지하면 진피의 입체 구조가 무너지고 함몰되어 주름이 더 깊어진다.

아름다운 몸을 위한 **마키타 젠지** 명언

건강식을 먹어서 날씬한 것이 아니라,
늘 건강을 생각하기에 날씬한 것이다.

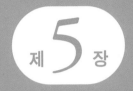

제 5 장

내장지방을 줄이는
당질 오프 실천 방법

다이어트를 결심했거나 방법을 고민하고 있는 사람들에게
당질 오프를 실천하는 법을 알려준다.

연예인도 복용하는 '살 빠지는 약', 효과 있을까?

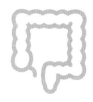

약의 힘을 빌리는 것은 병원 진단을 받은 후에!

'살 빠지는 약이 있으면 힘들게 다이어트하지 않아도 될 텐데⋯⋯'라는 생각을 누구나 해본 적이 있을 것이다. 이러한 수요에 따라 시중에는 '살 빠지는 약'이 팔리고 있다. 그 종류는 식욕을 억제하는 유형과 영양분의 흡수를 떨어뜨리는 유형으로 나눌 수 있는데, 둘 다 제대로 된 운동이나 생활습관을 전제로 복용하면 어느 정도 효과가 있다고 인정받는다. 한때 유행했던, '몸속에 남은 것을 배출한다'라고 선전했던 위험한 보충제와는 다르다.

병원에서 처방받는 '살 빠지는 약'은 '영양 흡수를 늦추고', '입맛을 떨어뜨리며', '식욕을 억제할' 뿐 지방이 직접적으로 감소되는 효과는 없다. 비만의 원인으로 큰 비중을 차지하는 '당질 과잉 섭취'를 억제하는 동시에 올바른 식습관과 운동 습관이 뒷받침되어야 한다.

생활습관을 완전히 바꾸지 않고는 '간편하게 먹는 것만으로 건강하게 살이 빠지는 약'은 이 세상에 없다.

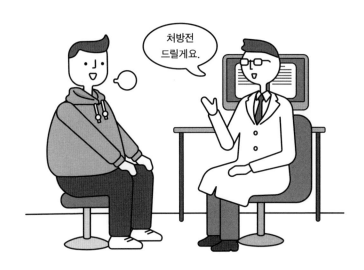

좀 더 알아보기 memo

비만(다이어트) 클리닉에서는 어떤 일이 행해지는가?

안전한 다이어트의 첫걸음은 현재보다 더 뚱뚱해지는 것을 막는 것부터 시작한다. 비만 클리닉에서는 영양과 운동 지도뿐 아니라 상담이나 투약 등 종합적으로 지원받을 수 있다. 과도한 비만으로 생명이 위험한 경우에는 지방제거수술이 이루어지기도 한다.

당질의
적절한 섭취량을 파악하라

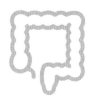

당질 양을 고려하고 먹자

비만은 건강을 해치고 노화를 가속화한다. 비만의 원인은 당질을 과도하게 섭취하는 것이다. 따라서 매일 당질에 치우치지 않고 균형 있게 영양소를 섭취하는 것만으로 건강하고 활기찬 일상을 보낼 수 있다.

그렇다면 균형 잡힌 식사란 무엇일까? 보통 공식적으로 권장하는 '연령별 섭취 칼로리와 3대 영양소의 양'을 기준으로 삼는다.

얼핏 영양소의 균형이 잡힌 듯하지만 매 끼니를 먹는다면 당질 과잉이 된다. 주식인 흰쌀 때문에 당질을 많이 섭취하게 된다. 흰쌀밥을 빼는 대신 고기나 채소를 늘려 포만감을 얻고 지방을 적극적으로 섭취하여 단백질이 줄어들지 않도록 주의할 필요가 있다.

확실하게 체중을 줄이고 싶다면, 하루 당질 섭취량을 60g 이하로 억제하는 것이 이상적이다. 현재 상태를 유지하겠다면 남성은 120g, 여성은 110g 이하를 기준으로 삼는다. 1컵의 흰쌀밥은 각설탕(당질 4g) 14개 이상이고, 우동면 1개는 각설탕 13개에 해당한다. 그 외에 빵, 구황작물, 디저트 등도 모두 당질이다. 특히 저녁 식사로 섭취하는 당질은 몸속에 축적되기 쉬우므로 피하는 것이 좋다.

연령별 적정 영양소 균형

	18~49세	50~64세	65세 이상
단백질	13~20%	14~20%	15~20%
지방	20~30%	20~30%	20~30%
포화지방산	7% 이하	7% 이하	7% 이하
탄수화물	50~65%	50~65%	50~65%

※ 1일 에너지 섭취량을 100으로 보았을 때 적정 영양소 균형
　일본 후생노동성이 제창한 표. 1일 2,000kcal를 섭취한다고 가정했을 때 탄수화물 섭취량은 1일 300g이지만, 이는 당질 과잉 수치이므로 주의해야 한다.

좀 더 알아보기 memo

혈당 급상승을 예방하려면 탄수화물은 차갑게 먹을 것

흰쌀밥이든 면이든 따뜻하게 먹으면 혈당치가 올라가기 십상이다. 탄수화물의 식이섬유는 소화하기 어려운 특성이 있으므로 차갑게 먹는 것만으로도 혈당치의 급상승을 예방할 수 있다.

당질 오프 생활은
대체 식품으로 극복

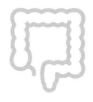

대체 식품을 현명하게 사용하는 포만감 다이어트

당질 오프 식습관으로 다이어트, 노화 예방, 건강 촉진을 기대할 수 있다. 그러나 당질을 일상적으로 섭취하다가 하루아침에 갑자기 당질 오프로 전환하기가 상당히 어렵다.

당질 오프로 얻을 수 있는 것은 다이어트 효과뿐만이 아니다. 최대 이점은 '혈당치 안정화'이다. 혈당 스파이크는 몸뿐 아니라 정신에도 큰 영향을 끼친다. 혈당치는 섭취하는 당질의 양으로 변동하는데, 바꿔 말하면 당질의 양을 조절하는 것으로 혈당치의 급상승과 급강하를 막을 수 있다.

당질의 양을 조절하는 방법으로 대체 식품을 추천한다. 식사를 즐기면서도 당질을 과잉 섭취하지 않으려면, 당분이 듬뿍 든 주스 대신 차나 아메리카노 마시기, 흰 설탕이 잔뜩 들어간 과자를 꿀이나 카카오 함량이 높은 초콜릿으로 대체하기, 흰쌀밥이나 빵을 줄이고 고기나 생선을 늘리기 등이다. 대체 식품을 활용하면 당질 오프 생활이 덜 어려울 것이다.

당질에는 청량음료, 과즙, 현미밥, 전립분 빵 등 종류가 다양하다. 그런데 액체에 녹은 당질은 혈당 스파이크를 일으키기 때문에 악성도가 높다. 당질을 섭취할 거라면 섬유질이 많은 현미나 전립분 빵을 추천한다. 자연의 형태에 가깝고 꼭꼭 씹어서 먹는 것만으로 효과가 있다.

피해야 할 식품과 대체 식품 추천

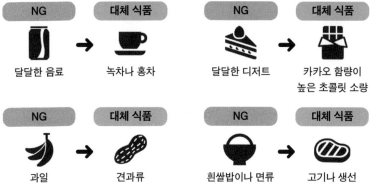

NG	대체 식품	NG	대체 식품
달달한 음료	녹차나 홍차	달달한 디저트	카카오 함량이 높은 초콜릿 소량
과일	견과류	흰쌀밥이나 면류	고기나 생선

좀 더 알아보기 memo

'글루텐프리'는 만인을 위한 건강법이 아니다

테니스 선수 노박 조코비치의 활약으로 글루텐프리(gluten-free)가 세계적으로 유행했다. 글루텐프리란 알레르기를 유발하는 밀 단백질을 제거하는 것이다. 당질 프리와는 다르기 때문에, 밀가루 알레르기가 없는 사람은 상관없다.

식품에 포함된 AGE
함량에도 주의

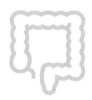

당질뿐만 아니라 AGE도 줄이자

사람이 살기 위해서는 에너지가 되는 당질 섭취가 필요하지만, 체내에 흡수된 당질이 나쁜 영향을 미치는 물질로 변하는 경우가 있다. 혈액 속에 남은 포도당이 단백질과 결합되어 생기는 AGE가 바로 그것이다.

AGE는 다양한 질병과 노화의 원인이 된다. 당질 오프로 여분의 당이 적어지면 생성되는 AGE도 줄어들기 때문에 AGE의 발생을 억제하는 데 유효한 방법이다.

AGE는 'KU(킬로유닛)'라는 단위로 표시하며, 1일 섭취량은 7,000KU 이내여야 한다. 다만 일반적인 식품에도 AGE는 포함되어 있기 때문에 당질뿐만 아니라 AGE의 함유량도 신경 써야 한다.

날것의 어패류, 숙성된 치즈, 삶은 달걀 등은 당질과 AGE가 적은 우수한 식재료이다. 다만 며칠 단위로 AGE의 섭취량을 조절하면 좋기 때문에, 지치지 않고 오래 유지할 수 있는 식습관을 들이는 것이 중요하다.

주요 식품의 AGE 함유량

	식품명	AGE 함유량(KU)
고당질	밥(백미)	9KU/100g
	식빵(중심 부분)	7KU/30g
	식빵(중심 부분 토스트)	25KU/30g
	파스타(8분 삶은 것)	112KU/30g
	팬케이크	679KU/30g
	감자칩	865KU/30g
소고기	소고기(날것)	707KU/100g
	소고기(끓인 것)	2,657KU/100g
	소고기(볶은 것)	10,058KU/100g
	로스트비프	5,464KU/90g
돼지고기	포크로스트	3,190KU/90g
	뼈 있는 로스(7분 구운 것)	4,277KU/90g
닭고기 **(껍질 없음)**	닭고기(날것)	692KU/90g
	닭고기(1시간 끓인 것)	1,011KU/90g
	닭고기(15분 구운 것)	5,245KU/90g
해산물	연어(날것)	502KU/90
	연어(10분 튀긴 것)	1,348KU/90g
	참치(날것)	705KU/90g
	참치(25분 구운 것)	827KU/90g
	참치(간장에 절여 10분 구운 것)	4,602KU/90g

	식품명	AGE 함유량(KU)
채소	브로콜리(삶은 것)	226KU/100g
	양파(날것)	36KU/100g
	토마토(날것)	23KU/100g
과일, 견과류	사과(날것)	13KU/100g
	사과(구운 것)	45KU/100g
	아몬드(구운 것)	1,955KU/30g
두부	두부(날것)	709KU/90g
	두부(삶은 것)	565KU/90g
	두부(기름에 구운 것)	3,477KU/90g
유제품	우유	12KU/250ml
	버터	1,324KU/5g

※ ≪늙지 않는 사람은 이것을 먹는다≫, 마키타 젠지

재료 선택 및 조리법의
규칙을 지켜라

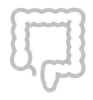

인류의 조상이 먹던 것과 가까운 것을 선택하라

인류의 문명이 발달함과 동시에 당질의 섭취량도 늘어났다. 가장 큰 계기는 수렵 생활에서 농경 생활로 바뀐 것이다. 오랫동안 이어졌던 수렵 생활에 맞춰 구성된 인체의 처리 능력을 넘어설 정도로 당질을 많이 섭취하면서 비만, AGE 생성, 암, 동맥경화 등 질병이 만연했다.

바꿔 말하면 자연에 원래 존재하고, 인류의 선조가 먹었을 만한 먹거리를 선택하면, 현대 질병의 위험에서 벗어날 수 있다. 사람이 원래 가지고 있는 면역력을 되찾고, AGE가 늘어나는 것을 방지하기 위해서는 당질이나 화학물질을 피해야 한다.

많이 사용되는 첨가물, 햄과 소시지의 색을 선명하게 만드는 발색제(아질산나트륨)는 발암성이 있다. 자연스러운 색과 풍미인지 살펴보고, 품종 개량된 채소나 과일을 피하고 원종(原種)

에 가까운 것을 선택할 필요가 있다.

조리법으로도 AGE의 양을 줄일 수 있다. AGE는 기름으로 튀기는 등 고온 조리법을 거치면 늘어나므로, 100도 정도로 '데치기, 찌기, 삶기'를 추천한다. 생식이 가능한 것은 그대로 먹고, 고기와 같이 생식이 어려운 식재료는 식초에 절였다가 조리하면 AGE를 줄일 수 있다.

주요 식품첨가물의 종류와 용도

	목적과 효과	식품첨가물 예
감미료	단맛을 가미	자일리톨, 아스파탐
착색료	식품을 착색, 색조를 조절	치자 황색소
보존료	곰팡이와 세균의 발육 억제로 보존성 향상 및 식중독 방지	소르빈산, 난단백(달걀흰자) 추출물
산화방지제	유지 등의 산화를 막아 보존성 향상	에리소르빈산나트륨
곰팡이 방지제	감귤류 등의 곰팡이 예방	오르토페닐페놀
조미료	감칠맛을 가미해 맛을 냄	L-글루타민산나트륨
유화제	물과 기름을 균일하게 섞이게 함	글리세린지방산에스테르
영양 강화제	영양소를 강화	비타민C, 황산칼슘

※ 일본식품첨가물협회 홈페이지로부터 작성

좀 더 알아보기 memo

상품을 사기 전에 첨가물을 확인하자

일반적으로 표시 면제(영양 강화가 목적인 비타민 등)가 된 경우를 제외하고 첨가물은 원재료명에 모두 표시되어 있다. 원재료와 구분되고 조미료 다음에 기재된 것이 첨가물이다. 또 사용량 순으로 기재하는 규칙이 있다.

AGE를 줄이는
식초와 레몬을 사용하라

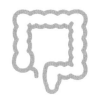

AGE를 늘리지 않는 조리법

AGE가 몸에 끼치는 악영향을 너무 두려워할 필요는 없다. 식품으로 섭취한 AGE 중 체내에 흡수되는 것은 10% 정도이기 때문이다. 또 체내에 장기적으로 남는 것은 6~7%이다. 그래도 장기적으로 대량 섭취하면 위험하다. 식품의 '탄 부분'은 AGE가 많이 함유되어 있으니 피하고, AGE가 증가하는 토대가 되는 당질의 섭취량을 줄이면 된다.

AGE를 늘리지 않는 조리법 외에 AGE를 줄여주는 조미료를 사용하는 것도 효과가 있다. 식초나 레몬산은 AGE를 줄이는 작용을 하므로 고기나 생선을 구울 때 밑간으로 사용하거나 절임으로 만드는 것이 좋다. 튀기거나 굽기 전에 레몬즙을 첨가하면 AGE의 양이 절반으로 줄어든다는 보고도 있다. 레몬즙뿐만 아니라 천연 양조식초도 같은 효능이 있다. 건강에 좋은 올리브오일과 섞어 드레싱을 만들어도 좋다.

같은 조미료라도 간장이나 미소된장은 당화한 대두 단백질이기 때문에 AGE를 늘리므로 주의가 필요하다. 센 불에서 굽거나 튀기는 고온 조리는 AGE를 늘리는 조리 방식이다. 특히 설탕과 간장을 발라 굽는 데리야키는 AGE가 다량 발생하므로 당질 오프 식사에서는 피하는 것이 좋다.

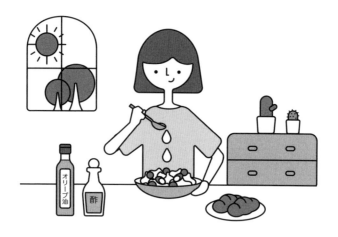

좀 더 알아보기 memo

연간장은 저염이 아니다! 식품 표시를 올바르게 읽고 선택하자!

색과 맛이 연한 연간장은 끓이는 요리에 주로 사용하는데, 맛과 색은 연하지만 염분은 진간장보다 많다. 나트륨 1g은 식염으로 말하면 2.54g이다. 나트륨 표기를 주의해서 보자.

비타민B₁, B₆가
AGE의 작용을 억제한다

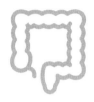

비타민B₁, B₆로 머리와 몸을 개운하게

AGE의 증가를 막는 또 다른 방법이 비타민B₁과 B₆ 섭취다. 비타민B₁과 B₆는 체내에서 AGE가 늘어나는 것을 억제한다.

비타민B₁으로 만들어진 벤포티아민(benfotiamine)을 당뇨병인 실험용 쥐에게 투여한 결과 신경 속 AGE의 저하가 확인되었고, 인간에게도 당뇨병성 신경장애가 억제되었다는 보고도 있다. 비타민B₁은 지질과 당질의 대사에 관여할 뿐만 아니라 집중력과 기억력을 돕는다. 비타민B₁이 부족하면 권태감과 식욕 부진을 일으키고 심하면 각기병에 걸린다.

비타민B₆도 AGE를 억제하는 효과가 있는데, 당뇨병인 실험용 쥐를 대상으로 연구한 결과, 피부의 콜라겐 섬유 속 AGE가 줄어들어 피부와 머리카락이 튼튼해진다.

비타민은 체내에서 생성할 수 없기 때문에 식품으로 섭취할 수밖에 없다. 비타민B1은 돼지고기, 팥, 버섯류, 견과류에, 비타민B6는 소고기, 돼지고기, 닭고기, 등 푸른 생선, 연어, 낫토, 버섯류에 풍부하게 들어 있다.

비타민이 풍부한 식재료를, '데치기, 찌기, 삶기'와 같은 저온 조리법으로 섭취하면 건강하고 혈기왕성한 몸을 유지할 수 있다.

비타민B1, B6가 많은 식품과 성분량

비타민B1		비타민B6	
식품	성분량	식품	성분량
돼지고기(살치살)	1.32mg	참치	0.94mg
장어	0.75mg	가다랑어	0.76mg
브로콜리	0.17mg	고등어	0.59mg
표고버섯	0.12mg	연어	0.57mg
잡곡혼합물(오곡)	0.34mg	닭가슴살	0.57mg
참깨(건조)	0.95mg	돼지고기(살치살)	0.54mg
현미	0.16mg	땅콩	0.46mg

※ 100g당 성분량
※ 〈일본식품표준성분표 2020년판(8개정)〉(문부과학성)으로 작성

좀 더 알아보기 memo

무농약 잎채소로 비타민과 식이섬유를 한 번에 섭취할 수 있다

많은 비타민제(보충제)가 있는데, 건강을 위해 잎채소를 생으로 먹는 것이 좋다. 특정 영양소와 식이섬유를 함께 섭취할 수 있기 때문이다. 물에 녹는 비타민도 많으니 너무 많이 씻지 않도록 주의하자.

당질로만 된 메뉴는
피하라

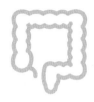

구미가 당기는 음식은 당뇨병의 위험이 있다

당질이라고 해도 몇 가지 종류가 있고 성질도 조금씩 다르다. 크게는 분자 크기가 작고 흡수가 빠른 '단순 당질(단당류)'과 복잡하게 조합된 '복합 당질(다당류)'로 나눌 수 있다.

단순 당질은 포도당, 과당, 락토오스(lactose), 자당을 가리키며, 섭취 후에 즉시 몸에 흡수된다. 혈당치를 단숨에 상승시키고, 혈당 스파이크를 일으키는 것은 단순 당질이다. 이것이 체내에 너무 많으면 흡수 및 저장하지 못해 글리코겐으로 바뀐다. 단순 당질은 과자의 원재료나 청량음료에 다량 들어 있는데, 맛있어서 한번 먹기 시작하면 계속 손이 간다.

특히 청량음료는 주의가 필요하다. 500ml 페트병에 약 10%의 단순 당질이 함유되어 있는데, 이를 각설탕으로 환산하면 10여 개 분량이다. 보통 차가운 청량음료를 한 번에 들이켜는 양이 500ml다.

또한 건강에 좋을 것 같은 채소 주스나 과일 주스도 주의해야 한다. 과도한 지질이 간에 쌓여서 비만 체질이 되기 쉬우며, 지방간의 위험성도 있다. 복합 당질, 즉 흰쌀밥이나 빵을 끼니로 섭취하면 혈당치도 완만하게 오른다.

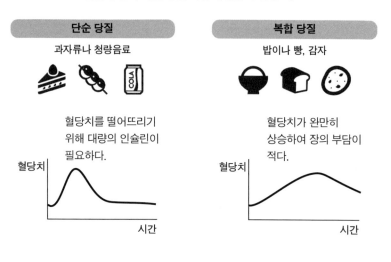

단순 당질과 복합 당질 식품의 혈당치 상승 비교

좀 더 알아보기 memo

달달한 음료를 너무 마셔서 생기는 목마름을 간과하면 안 되는 이유

젊은 사람들 사이에서 '페트병 증후군'이 증가하고 있다. 간편하게 마시는 청량음료는 많은 당분을 함유하고 있다. 청량음료를 마셔 혈당치가 급상승하면 목마름이 일어나 더 많이 마시게 된다. 그렇게 고혈당 상태가 계속되어 당뇨병으로 이어지는 것이다.

GI 수치보다
설탕의 양을 신경 써라

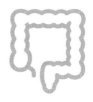

갈색 곡물이 GI 수치가 낮다

다이어트 정보 중에서 일반적으로 가장 널리 알려진 것이 GI 수치다. GI 수치는 쉽게 뺄 수 있는 정도를 표시하는 것이 아니다. GI는 'Glycemic Index'의 약자로 식후 혈당치 상승세를 표시하는 수치에 지나지 않는다. 포도당(글루코스)을 기준치(100)로 수치가 낮을수록 식후 혈당치 상승이 완만하다.

곡류의 GI(혈당지수)는 정제 정도가 클수록 높다. 곡물로부터 잡미(雜味)를 깎는 정제도가 낮은 현미, 잡곡, 전립분 빵 등은 GI가 낮다. 흰쌀, 소맥분으로 만든 식빵, 우동 등 정제도가 큰 식품은 GI가 높다. 둘을 쉽게 구분할 수 있는 방법은 색깔이다. 정제도가 낮은 것은 갈색을 띠고, 정제도가 높은 것은 흰색을 띤다. 건강에 관심 있는 사람이라면 '갈색을 선택하는 게 좋다'.

GI가 낮은 식품을 섭취하면 GI가 높은 식품을 섭취하는 것보다 당질의 양이 확실히 감소하고, 식후 혈당 스파이크가 일어나지 않는다. 혈당치가 안정된다는 의미로는 GI가 낮은 식품을 섭취하는 것이 올바른 방법이다. 그러나 아무리 GI가 낮다고 해도 한 번에 많이 먹으면 의미가 없다. 식습관을 신경 쓰는 것이 혈당 스파이크 예방에 좋다.

혈당치가 안정되면 신체 나이가 젊어진다. GI보다 당질의 전체 섭취량을 신경 쓰는 것이 낫다.

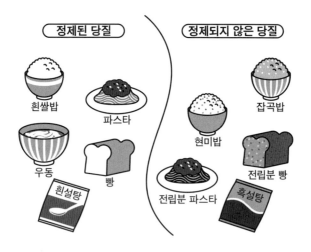

좀 더 알아보기 memo

GI를 대체할 GL(혈당부하)로 알 수 있는 혈당치 상승 용이성

GL은 'Glycemic Load'의 약자로, 한 끼에 먹는 양으로 혈당치의 상승 용이성을 지표화한 것이다. 식품에 함유된 탄수화물 50g을 기준으로 한 GI보다 실제로 먹는 양을 기준으로 하기 때문에 실생활에 적용하기 편하다.

양질의 기름과 함께
당질을 섭취하면 좋다

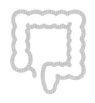

조금만 신경 써서 더 맛있고 더 건강하게!

탄수화물은 지질과 함께 섭취했을 때 혈당치 상승이 완화된다. 예를 들어 식빵(탄수화물)에는 버터(지질)를 바르는 편이 비만 예방에 효과적이다. 탄수화물뿐인 식빵보다 버터를 듬뿍 바른 크루아상이 낫다. 지질과 함께 먹으면 좋은 것은 밥이나 라멘도 마찬가지다.

먹는 순서를 조금 신경 쓰면 혈당 스파이크를 피할 수 있다. 라멘은 토핑한 차슈(돼지고기, 지질)를 먼저 먹는다.

반찬으로 나온 채소(식이섬유)를 먼저 먹고, 고기나 생선 등 단백질을 먹은 다음에 밥(탄수화물) 순으로 먹는다. 그냥 주먹밥(탄수화물)보다 고기가 든 주먹밥(지질+탄수화물)이 혈당치 상승이 덜하다. 물론 이런 순서로 먹는 것이 이상할지도 모르겠다.

이때 중요한 것은 함께 섭취하는 지질의 질이다. 버터나 올리브오일 등은 생산지나 등급에 신경 써야 한다. 또 여러 가지 나물 중에 무엇부터 먹는지도 신경 쓰는 등 세세한 부분까지 생활습관을 재검토해야 한다.

다이어트 효과를 얻으려면 식후 산책도 추천한다. 라멘 한 그릇을 먹었을 때 20분가량 산책하면 혈당치가 오르지 않아 살찌기 어렵다.

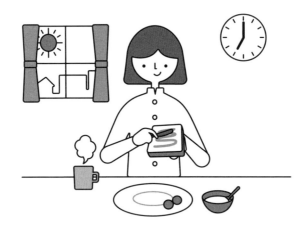

좀 더 알아보기 memo

산패된 기름에 주의!
나도 모르게 독성이 높은 기름을 섭취하고 있는지도 모른다

기름이 산화되면 하이드록시노넨알(hydroxynonenal)이나 과산화지질이라는 유해물질이 발생한다. 이를 섭취하면 설사, 복통, 두통을 일으킨다. 이것은 기름이 열, 빛, 산소와 접촉하여 증가하는 위험한 성분이다. 조리 과정이 불명확한 튀김은 주의하자.

밤에는 당질 제로를
추천한다

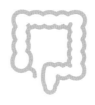

식후의 활동 시간에 맞춰 당질 섭취 비율을 정해라

대체로 하루 세끼를 규칙적으로 섭취하라고 권장하는데, 끼니마다 식단과 식후의 활동 시간에 차이가 있다. 아침에 하루를 활기차게 열고 몸의 스위치를 켜려면 에너지가 필요하다. 오후에는 오래 활동할 것을 고려해 점심에 제대로 에너지를 보충해야 한다. 그에 비해 저녁에는 낮만큼 활발하게 활동하지 않으므로 칼로리가 전부 소비되지 않을 수 있다. 그에 따라 식단도 바꿀 필요가 있다.

식후 활동량을 생각하면 당질의 비율은 '아침 3 : 점심 5 : 저녁 2'가 적당하다. 식사 이외에도 당질을 섭취하는 것을 생각하면 '아침 5 : 점심 5 : 저녁 0'을 유지하는 것이 현실적이다. 게다가 취침 4시간 전에는 음식을 먹지 않는 것이 이상적이다.

'저녁 식사에는 당질 제로'를 하기가 쉽지 않을 것이다. 그

러나 야간 저혈당의 원인이 되는 취침 전 고혈당이 해소되면
수면의 질이 향상되고 다음 날 아침의 컨디션도 좋을 것이다.

저녁 식사에는 흰쌀밥, 밀가루는 물론 뿌리채소도 피한다.
술을 마신다면 증류주나 화이트와인을 선택하자. 맥주를 억지
로 참는 것보다는 딱 한 잔을 기분 좋게 마시자.

혼자 특별한 메뉴를 선택하기 어렵다면, 1인용 불판이 있는
가게나 1인분 메뉴를 활용하는 등 스트레스 없이 당질 제로의
술자리를 즐길 수 있는 방법을 궁리해보자.

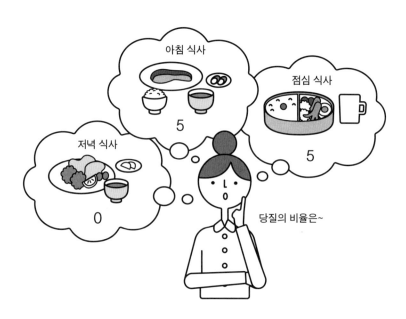

감기에 걸리면 무리하게 먹지 않아도 된다

감기에 걸려 식욕이 없을 때는 '영양을 공급해야 한다'는 생각으로 무리하게 먹으려는 사람들이 많다. 소화 흡수는 의외로 체력이 필요한 작업이다. 감기와 싸우는 면역 시스템이 전체 에너지를 사용하느라 식욕이 떨어지는 것이니 인체의 신비라 할 수 있다.

당질과 염분이 많은 반찬은
당질 오프에 적합하지 않다

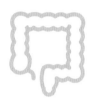

현대인에게 필요한 영양은 옛날 사람과 똑같지 않다

일식이 세계적으로 인기 있는 비결은 건강한 이미지 덕분이다. 하지만 당질이나 염분량을 보면 일식이 건강에 좋은 음식이라고 말하기 어렵다. '옛날부터 이어져온 음식이므로 건강에 좋다'라는 생각은 2가지 측면에서 잘못되었다.

첫째, 평균수명의 측면이다. 헤이안 시대(794~1185년)에 일식의 원형이 완성되었는데, 당시의 평균수명은 현대의 절반 정도였다. 둘째, 생물학적으로 인체 구조가 갖추어진 선사시대 이전의 환경 측면이다. 사람들이 사냥을 해서 생활해나갔던 시대에는 달콤한 과일이나 당질이 풍부한 곡물이 없었다.

왜 일식이 건강하지 않은지를, 전형적인 일식 정식을 예로 살펴보자. 흰쌀밥, 된장국, 생선구이, 조림이나 절임 반찬으로 구성된 한 끼 식사는 찻잔 한 잔 분량의 흰쌀밥에 55~60g의 당질이 포함된다. 이것만으로도 하루 당질 섭취량의 절반이다. 삼시 세끼로 하루 섭취량의 1.5배를 먹는 것이다.

일식에는 설탕이나 미림 등 당질이 들어 있는 양념이 사용되고, 된장이나 간장 등을 포함해 반찬에도 염분이 가득하다. '건강할 것 같다'라는 막연한 이미지로 선택하지 말고, 구체적으로 메뉴에 함유된 당질과 염분의 양에 신경 쓰는 것이 건강한 몸을 유지하는 기본이다.

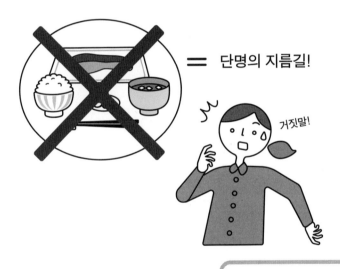

좀 더 알아보기 memo

무턱대고 섭취하면 역효과! 발효식품 맹신자가 되지 말자

발효란 균이나 미생물이 유기물을 분해하는 과정을 말한다. 예부터 건강에 좋은 이미지인데, 당분이나 염분이 상당히 많아서 과잉 섭취하면 오히려 역효과를 낸다. 예부터 전해져 내려왔다고 해서 전부 옳다고 할 수는 없다.

당질이 많이 포함된
시리얼은 피하라

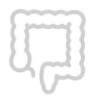

제품의 이름과 건강 효과가 항상 일치하는 것은 아니다

건강을 위해 당질을 줄여야 한다는 사실은 널리 알려져 있다. 그만큼 당질 제로의 간편하고 맛있는 상품도 늘고 있다. 건강을 지향하는 분위기 속에서 흰쌀밥이나 빵과 같은 주식을 줄이고 시리얼로 대체하는 것이 한때 유행했다. 그러나 '건강한 갈색 외형'이나 '유명인도 즐겨 먹는다'는 이미지로 인기 몰이를 하는 음식일수록 주의가 필요하다.

시리얼은 옥수수, 귀리, 보리, 밀, 쌀 등을 가열 가공한 것을 말한다. 입자 상태로 구운 것이 그래놀라, 옥수수 가루를 플레이크로 만든 것이 콘플레이크이다. 둘 다 간편하게 우유를 부어서 먹기만 하면 되니 인기가 있다.

특히 곡물 칩에 설탕과 꿀을 뿌린 그래놀라는 말린 과일이나 견과류와 함께 먹는 것이 유행했다. 식이섬유가 듬뿍 함유되어 있어 상당히 건강한 것처럼 보인다. 그러나 어떤 상품을 조사해보니, 한 그릇 분량(50g)에 31.6g(각설탕 8개)의 당질이 들어 있었다. 또 밀가루 대신 쌀가루 등을 사용하여 알레르기 유발을 막는 글루텐프리도 당질의 양은 줄지 않는다.

　상품의 외형이나 이름이 주는 이미지만으로는 제대로 판단할 수 없다.

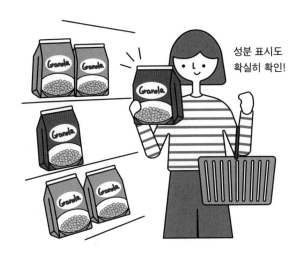

성분 표시도
확실히 확인!

좀 더 알아보기 memo

단맛을 원할 때는 설탕보다 꿀! 항산화 작용으로 건강에도 효과적!

설탕은 줄이고 싶지만 단맛은 포기할 수 없다고 하는 사람에게는 꿀을 추천한다. 꿀은 설탕에 없는 항산화 작용을 기대할 수 있다. 마누카 꿀은 살균 효과도 있다. 생산지나 채집한 꽃에 따라 풍미의 차이도 즐길 수 있다.

과당이 들어 있는
과일은 주의!

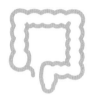

과일의 단맛에는 함정이 있다? 성질이 다른 설탕에 주의!

비타민이 풍부하고 저마다 맛과 향이 다채로운 과일은 건강에 좋은 것으로 알려져 있다. 설탕이나 인공감미료가 가득한 디저트를 삼가는 사람들이 특히 과일을 선호한다. 그러나 과일이 다이어트의 아군이 아닐 수도 있다.

건강한 다이어트를 하려면 당질 제한을 해야 하므로 흰쌀밥이나 빵 등 탄수화물을 줄이는 것이 효과적이다. 탄수화물은 체내에서 분해되어 최종적으로는 포도당이 된다. 과일에 많이 함유되어 있는 과당은 처음부터 포도당과 같은 단순 당질로, 체내에 들어가면 지방(중성지방)으로 변하기 쉽다. 게다가 포도당보다 살이 더 잘 찐다.

또 하나 놓칠 수 없는 것은 단백질과 결합하기 쉬운 과당의 특징이다. 포도당의 10배나 결합력이 좋아서 그만큼 노화를 진행시키는 AGE가 늘어나기 쉽다.

비타민이나 식이섬유가 많이 함유된 것은 확실하므로, 식후 디저트로 소량 먹거나 한 끼 대용으로 먹는 것이 좋다. 과일 주스는 흡수 속도가 빠르므로 주의하자. 과일의 건강한 이미지만 보고 방심하는 것은 금물이다.

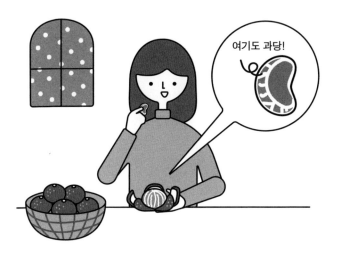

좀 더 알아보기 memo

채소와 과일의 차이는? 의외로 모르는 구별법

퀴즈 프로그램의 단골 문제 '수박은 채소인가, 과일인가?'에 대한 답은 상황에 따라 바뀐다. 소비자가 과일이라고 인식하고 있어도 생산자나 학술적인 측면에서는 채소이다. 이러한 수박, 멜론, 딸기 등을 과실채소라고 한다.

당질이 많이 들어 있는
우유보다 두유를 마셔라

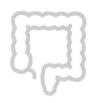

우유와 유제품의 단점

'건강을 위해 우유를 마신다'는 사람들이 많을 텐데, 건강을 위해서라면 우유보다 두유를 선택하는 것이 좋다. 뼈를 튼튼하게 하는 칼슘은 우유에 더 많이 함유되어 있지만, 두유에 함유되어 있는 철분이 우유에는 없다. 그리고 단맛을 뺀 무조정 두유는 당질의 양이 우유의 5분의 1에 불과하다. 무조정두유가 입에 맞지 않는 사람은 녹차 분말 등을 섞어서 두유 말차로 먹어보자.

우유의 단맛은 유당에 의한 것이다. 유당은 체내에서 포도당과 락토오스로 분해되어 혈당치를 올리는 작용을 한다. 장기간 대량으로 마시면 알레르기, 대장암, 1형 당뇨병을 유발한다. 또한 우유로 만든 요구르트도 혈당치에 관해서는 다른 건강 효과를 반감시킬 정도로 좋지 않다.

유산균을 먹었을 때 장내 환경과 체질의 궁합은 사람마다 다르다. 효과를 보는 사람이 있는가 하면 오히려 몸에 안 좋은 사람도 있다. 우선 2주 반 정도, 같은 제품을 먹어보며 자신의 몸 상태를 관찰해보자. 통증이 있거나 기분이 나쁘다면 당신의 몸과 맞지 않는 요구르트이다. 식후에 매일 조금씩 먹어보고 건강 효과를 살펴보자.

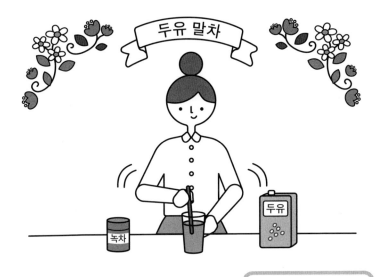

좀 더 알아보기 memo

요구르트에 곤약을 넣는다? 신선한 조합에 건강 효과도 좋다

어묵에 사용하는 곤약이 아니다. 생선 곤약을 흐르는 물에 씻어 냄새를 제거하고 요구르트에 넣어보자. 오독오독한 식감은 나타드코코(nata de coco, 코코넛 젤리) 토핑과는 또 달라서 식후 디저트로 최적의 조합이다.

당질 대신 염분이 많은 식품을 섭취해서는 안 된다

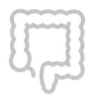

과잉 섭취한 염분은 칼륨이 빼준다

세계보건기구(WHO)에 따르면 성인이 하루에 섭취해야 할 염분은 5g 미만이다. 전 세계적으로 사망 원인 1위가 고혈압이며, 직접적인 원인이 염분 과다이다.

그렇다면 구체적으로 어떻게 하면 좋을까? 핵심은 '싱겁게'와 '채소 먹기'다. 맛이 진한 음식은 염분이 많다고 생각하면 된다. 달콤한 과자류에도 단맛을 끌어올리기 위해 상당량의 염분이 들어간다. 어떤 맛이 나느냐와 상관없이 염분 함유량을 확인하는 습관이 중요하다.

또 조금 과하게 염분을 섭취했다면 칼륨이 배출해준다. 칼륨은 채소에 많이 함유되어 있다. 샐러드나 나물 및 조림 등을 식단에 넣어 칼륨과 식이섬유를 섭취하면 과다 섭취한 염분을 배출하고 식이섬유로 장내 환경을 향상할 수 있다.

염분 과다는 부기의 원인이기도 하다. 칼륨을 섭취하면 부기 예방과 해소에도 좋다.

주요 식재료의 칼륨 함유량(날것, 가열)

	음식의 양	칼륨 양(날것, mg)	칼륨 양(가열, mg)
감자	삶음 80g	328	272
토란	삶음 80g	512	448
고구마	구움 100g	470	490(찜)
시금치	데침 80g	552	392
죽순	삶음 80g	416	376
배추	끓임 150g	330	240
브로콜리	작게 자름 40g	144	72
양배추	잘게 찢음 40g	80	37
콩(건조)	30g	570	171
완두콩	50g	295	245
자몽	1개 400g	440	-

※ 가열=삶은 경우
※〈고칼륨혈증과 식사〉 팸플릿으로 작성

좀 더 알아보기 memo

소금 없는 식습관이 건강을 누리는 비결

브라질 밀림에 사는 야노마미족은 문명과 떨어져 독자적인 문화를 형성하고, 건강 수준도 높은 것으로 알려져 있다. 인근 부족과 달리 소금 없이 과일과 식이섬유를 풍부하게 먹는 독특한 식생활에 건강의 비밀이 있다.

와인은 혈당을 낮춰주므로 마셔도 좋다

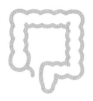

건강에 문제없는 것을 적당히 즐기는 게 정답

당질이 몸에 미치는 문제를 생각하면 설탕이 들어간 술도 걱정될 수 있다. 그러나 술은 올바르게 선택하면 건강 효과를 기대할 수 있다.

술은 당질의 양으로 선택하는 것이 좋다. 당질이 많은 술은 맥주, 일본술, 소흥주, 칵테일이다. 반면 당질의 양이 적은 술은 소주, 위스키, 브랜디 등의 증류주와 레드 와인, 화이트 와인이다. 진이나 럼의 원주(原酒)도 당질은 적지만, 칵테일에 사용하는 리큐어(liqueur)에는 당질이 많으니 주의가 필요하다. 레드 와인은 폴리페놀의 항산화 작용도 기대할 수 있어 추천한다.

일반적으로 일주일에 100g 정도의 알코올은 건강에 문제없다. 이것은 술에 포함된 순수 알코올의 무게로 와인 1병 분량이다. 일주일에 와인 1병 정도 마시는 것은 문제없다는 뜻이다.

또한 알코올은 혈당치를 낮춰주므로 다이어트에 도움이 된다. '공복에 술을 마시면 기분이 나빠진다'는 것은 혈당치가 급격하게 떨어지기 때문이다. 적당한 알코올 섭취는 심근경색의 원인이기도 한 LDL 콜레스테롤 수치를 낮춘다고 알려져 있다. 시간대, 양, 종류를 적절하게 선택하면 알코올은 건강의 적이 아닌 아군이 될 수 있다.

주요 술의 당질 양(100ml)

	알코올 도수(%)	당질 양(g)
매실주	13	20.7
일본술(혼양주조)	15.4	4.5
일본술(순미주)	15.4	3.6
흑맥주	5.3	3.4
맥주	4.6	3.1
화이트 와인	11.4	2
레드 와인	12.5	1.5
소주	16	0
위스키	40	0

※ 〈알코올의 당질은 얼마나 되는가? 각종 술의 당질을 소개!〉로 작성

좀 더 알아보기 memo

나쁜 컨디션은 몸이 보내는 SOS! 무리하게 마시면 수명이 줄어든다

술을 못 마시는 사람은 선천적으로 알코올 탈수소효소(dehydrogenase)의 작용이 약하다. 술이 약한 사람은 적은 알코올 섭취로도 혈압이 올라 뇌졸중에 걸리기 쉬우므로 무리하게 마시지 않는 것이 좋다.

잠자기 전에
달달한 것을 먹지 말자

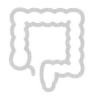

취침 전 작은 행복이 수면 부진의 원인일지도 모른다

어릴 때 "잠자기 전에 달콤한 것을 먹으면 무서운 꿈을 꾼다"는 말을 들어본 적이 있는가? 실제로 악몽은 '야간 저혈당'의 발작에 따른 수면 폐해 중 하나이다. 자기 전에 과잉 섭취한 당질이 방아쇠가 된다.

저혈당이라고 하면 당뇨병에서 인슐린의 지나친 효능을 떠올린다. 하지만 건강한 사람이라도 밤중에 혈당치가 큰 폭으로 변동하면 몸 상태가 안 좋아진다.

단번에 당질을 대량으로 섭취하여 혈당치가 급격하게 높아지면, 몸은 서둘러 혈당치를 낮추는 인슐린을 대량 분비한다. 혈당치를 높이는 것은 당분이 많은 디저트가 대표적이다. 디저트를 먹고 곧바로 잠들면 혈당 농도가 올라가고 몸이 그에 반응해서 인슐린이 급속하게 혈당치를 낮춰 결과적으로 저혈당 상태가 된다. 저혈당 상태가 되면 우리 몸은 아드레날린이나 코르티솔과 같은 호르몬을 분비한다. 그러면 교감신경이 우위가 되어 활발한 활동을 촉진하는데, 이로 인해 땀을 흘리거나 몸이 경직되거나 이를 갈거나 뇌가 활동하여 악몽을 꾼다.

이런 혈당 스파이크가 밤중에만 일어나는 것은 아니지만, 잠자기 전에 달콤한 것을 먹지 않는 게 좋다.

이런 증상이 있다면 야간 저혈당일지 모른다

☐ 땀을 흘리거나 이를 갈거나 악몽을 꾸는 등 수면의 질이 나쁘다.
☐ 뭔가 먹고 싶어서 잠이 안 올 때가 있다.
☐ 오후 3시부터 4시 사이에 집중력이 저하되거나 졸린다.
☐ 아침에 일어나면 두통이 있거나 어깨가 뻐근한 적이 있다.
☐ 갑자기 이유 없이 불안감이 엄습하는 등 감정의 기복이 심하다.

▶ **하나라도 해당된다면 야간 저혈당의 가능성이 있다.**
밤에는 당질을 섭취하지 않거나 섭취량을 줄인다.

좀 더 알아보기 memo

밤에 스마트폰 사용을 줄이는 것만으로 다이어트 효과

스마트폰에서 나오는 블루라이트를 밤에 실험용 쥐에게 쏘이자 다음 날 아침에 설탕물을 먹으려고 했다는 연구 결과가 있다. 무의식중에 '달달한 것을 먹고 싶다'는 생각이 나는 것도, 밤에 스마트폰을 사용하는 습관 때문일지도 모른다.

알코올 도수 9% 이상의
과즙 술은 위험하다

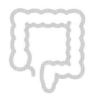

단맛이나 향이 알코올 도수를 가려 계속 마시게 된다

증류주는 당질이 적지만 알코올 도수가 9%를 초과하는 추하이(소주에 약간의 탄산과 과즙을 섞은 일본의 달달한 술-옮긴이)를 자주 마시면 상상 이상으로 건강에 좋지 않다.

알코올 도수 9%, 500ml의 추하이에는 약 36g의 알코올이 들어 있다. 이것은 위스키 온더록스 30ml를 3.5잔 마시는 것과 같은 분량이다. 이만큼의 알코올 양을 분해하는 것은 간에 큰 부담이다.

또 맛을 내는 데 추가되는 과즙의 당분이나 시럽 등의 감미료도 주의해야 한다. 특히 과당은 체내에서 분해 흡수가 빠르고, 혈당치의 급상승으로 내장지방이 축적되기 쉽다.

의외일지도 모르지만 추하이의 세부적인 원재료는 공개되어 있지 않다. '스피리츠', '리큐어', '소주'와 같은 증류주를 베이스로 만드는데, 알코올의 원재료는 알 수 없다.

합리적인 가격에 맛도 좋아서 인기가 많지만, 추하이에는 향료, 착색료, 합성보존료 등의 식품첨가물도 많이 포함되어 있으므로 건강상의 위험이 있다.

마시고 싶다면 원재료가 확실한 소주 하이볼을 직접 만들어서 마시는 것이 좋다.

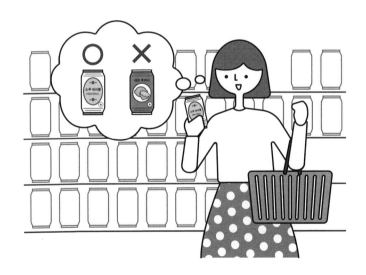

잠자기 전에 마시는 허브차는
AGE 억제에 좋다

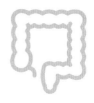

허브차는 혈액이 끈적끈적해지는 것을 막는다

'잠자기 전과 일어난 후에 물을 마시면 좋다'는 말을 들어보았을 것이다. 잠자는 동안 의외로 땀을 많이 흘려서 수분이 부족할 수 있기 때문이다. 수분이 부족해지면 혈액이 끈적끈적해진다. 이를 방지하기 위해서라도 자기 전에 수분을 섭취하는 것이 좋다. 물 한 컵도 좋지만 허브티 한 잔을 추천한다.

허브티에는 다양한 종류가 있는데, 유명한 것은 로즈마리, 캐모마일, 라벤더, 페퍼민트 등이다. 허브에는 진정 효과가 있어서 불안감과 긴장감을 낮춰주어 편안하게 잠들 수 있다.

게다가 허브에는 노화의 원흉인 AGE를 억제하는 효과도 있다. 캐모마일, 로즈마리, 루이보스, 로즈힙 등은 혈중 포도당의 당질화와 AGE의 발생을 억제한다.

다양한 허브를 조합한 블렌드 허브티도 좋다. 긴장 완화 효

과를 원하면 라벤더나 캐모마일을, 미용 효과를 원한다면 로즈
힙 등을 중심으로 블렌드하면 좋다. 블렌드하면 허브 효과를
함께 향상할 수 있다.

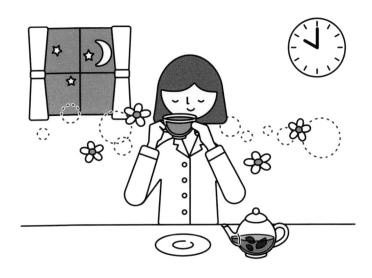

좀 더 알아보기 memo

허브티를 맛있게 마시는 소소한 요령

우선 차를 마시기 전에 찻주전자와 찻잔에 뜨거운 물을 부어 따뜻하게 데운
다. 허브는 한 컵 분량으로 티스푼 가득 넣는다. 찻주전자에 허브를 넣고 끓
는 물을 부어서 뚜껑을 덮은 후 3~5분간 우리는 것이 핵심이다.

비만 탈출을 위해서는
당질 오프가 우선

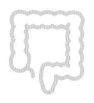

AGE 오프와 당질 오프를 모두 충족하기는 어렵다

건강이나 다이어트를 위해서 당질과 AGE를 줄이고 싶을 것이다. 물론 그 생각은 상당히 훌륭하지만 제로(0)로 만들기는 어렵다.

당질 오프는 체중 감량에 효과적이어서 비만으로 인한 질병이나 컨디션 예방에 도움이 된다. AGE 오프는 노화를 방지하고 면역력 향상에 도움이 된다. 당질과 AGE를 둘 다 줄일 수 있는 식품은 없다. 흰쌀밥이나 과일은 AGE가 적지만 당질 함유량이 높고, 육류는 가열하면 당질은 줄어들지만 AGE 함유량이 높아진다. 둘 다 적은 음식은 좀처럼 찾기 힘들다.

그렇다면 당질 오프와 AGE 오프 중 어느 쪽을 우선해야 할까? 다이어트가 목적이라면 당질 오프를 선택하는 것이 정답이다.

BMI가 표준을 넘는 사람은 당질을 억제하는 것을 목표로 당질 오프 식사에 신경 쓰자. 한편 적정 체중인 사람은 건강을 위해 AGE 오프를 실천하는 것이 좋다.

당질 오프 식생활로 적정 체중이 되면 그다음 단계로 AGE 오프 식생활로 넘어가는 것이 이상적이다.

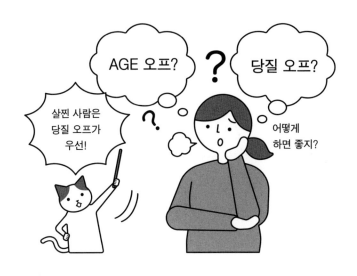

BMI는 돈을 벌 목적으로 미국의 보험회사가 전 세계에 보급했다?

키와 몸무게로 대략적인 체질량 지수를 나타내는 BMI는 돈을 벌기 위해 퍼뜨린 것이라고 알려져 있다. 미국의 대형 보험회사가 비만의 기준으로 BMI를 채용했는데, '비만의 기준을 만들어 비만인 사람에게 높은 보험료를 내게 하자!'라는 의도였다는 설이 있다.

식사는 천천히, 70% 배부른 정도에서 멈추는 것이 정답

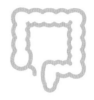

공복 상태일 때 장수 유전자가 활성화된다

식사하는 방법에 따라서도 살이 찌느냐 마느냐가 달라진다. 똑같은 양이라도 빠른 속도로 먹어치우면 혈당치가 급상승해 체지방으로 쌓이기 쉬우므로 결과적으로 살이 찐다. 반대로 씹는 횟수를 늘려 하나하나 음미하면서 천천히 먹으면, 혈당치가 완만하게 상승해서 쉽게 살이 찌지 않는다.

꼭꼭 씹어서 천천히 먹으면 뇌에 자극이 전해지면서 소화기관이 준비하기 때문에 소화와 흡수가 원활해진다. 또 포만중추가 자극되어 많이 먹지 않아도 포만감을 느끼고 결과적으로 섭취하는 당질의 총량도 줄어든다.

'배부를 정도로 먹지 않는 것'이 핵심이다. 배 속에 70% 정도 찼다고 느낄 때까지만 먹는 것이 가장 좋다.

히말라야원숭이를 대상으로 한 실험에서 위장이 꽉 찰 때까지 먹인 원숭이보다 70% 정도로 억제시킨 원숭이가 더 장수한다는 결과가 나왔다. 공복 상태가 길수록 장수 유전자가 활성화된다는 반증이다.

모처럼 당질 오프와 AGE 오프의 식생활을 결심했는데, '배가 꽉 찰 때까지 먹으면' 건강 효과가 떨어진다. 배가 70% 정도 차는 느낌을 신경 쓰면서 천천히 식사하는 습관을 들이자.

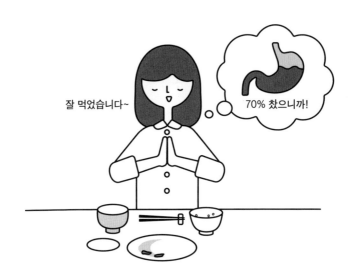

잘 먹었습니다~

70% 찼으니까!

좀 더 알아보기 memo

음식 담는 법에 따라 적은 양으로도 포만감을 느낄 수 있다

시각적으로도 포만감을 조정할 수 있다. 많아 보이게 담아서 먹으면 소량으로도 배가 부를 수 있다. 크기가 작은 그릇에 풍성하게 담아서 먹어보자.

아연 부족은
과식과 관계 있다

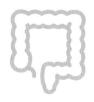

미각장애는 미각세포의 교체 때문이다

아연은 세포의 신진대사에 없어서는 안 되지만, 다이어트하는 중에 아연 섭취를 신경 쓰는 사람은 드물 것이다. 그러나 아연 부족은 비만의 원인 중 하나이다.

그 이유는 크게 2가지다. 첫째는 아연 부족으로 혀 표면의 미뢰에 있는 미각세포의 교체에 지장이 생겨 미각이 둔해지기 때문이다. 그러면 포만감을 알아채기 어려워 과식하거나 강한 양념을 찾게 된다. 과잉 섭취한 칼로리가 비만으로 이어지는 것이다.

둘째는, 테스토스테론(testosterone)의 감소이다. 테스토스테론은 심신 모두의 활동성을 높여서 기초대사를 올려주는 남성 호르몬으로 보통 아연을 원료로 체내에서 생성된다. 즉, 아연 부족은 테스토스테론 부족을 초래한다.

아연은 보통 조개류, 소고기 등 음식으로도 섭취할 수 있는데, 아연의 흡수를 방해하거나 과도하게 소비하는 요인이 있다. 바로 가공식품과 레토르트 식품에 함유된 첨가물이다.

또한 아연은 알코올을 대사하는 효소의 원료이므로 음주 때마다 소비되어 부족하기 쉬운 미네랄이다.

아연이 많이 함유된 주요 식품과 함량

식품명	아연 함유량	음식으로 섭취 기준
굴	13.2mg/100g	5개(60g)
명란젓	2.7mg/100g	1/2개(25g)
소고기 등심	5.6mg/100g	70g
소고기 설도	4mg/100g	70g
소간	3.8mg/100g	70g
공정 치즈	3.2mg/100g	1조각(20g)
낫토	1.9mg/100g	1팩(40g)
구운 캐슈너트	5.4mg/100g	10개(15g)

아연은 해산물, 육류, 종자류, 곡류 등에 비교적 많이 함유되어 있고, 채소와 과일에는 별로 함유되어 있지 않다.

※ 하루키레이디스클리닉, 〈몸과 음식〉으로 작성

좀 더 알아보기 memo

남성호르몬 '테스토스테론'의 3가지 주요 기능

성별에 관계없이 테스토스테론은 중요한 호르몬이다. 주된 작용으로 첫 번째는 근육의 합성을 돕고, 두 번째는 체지방을 분해하며, 세 번째는 긍정적인 사고, 결단력, 의욕을 불러일으킨다. 몸뿐 아니라 정신에도 직접적인 영향을 주는 호르몬이다.

발암성이 의심되는 것은
먹지 않는다

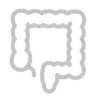

햄이나 소시지 등의 가공육은 특히 주의

지금까지 설명했듯이 '지방'은 살찌는 원인이 아니다. 인체를 구성하는 3대 영양소 중 하나이기 때문에 당질 오프 생활과는 별개로, 소고기, 닭고기 등으로부터 양질의 지방을 섭취하는 것이 중요하다.

그렇다고 해서 육류로 만든 것은 무엇이든 먹어도 좋다는 뜻이 아니다. 특히 주의해야 하는 것이 햄이나 소시지 같은 가공식품이다. 햄이나 소시지는 신선한 색을 유지하기 위해 아질산나트륨(Sodium Nitrite)이라는 식품첨가물이 사용된다. 아질산나트륨은 독성이 강하며, 고기에 함유된 아민이라는 물질과 만나면 니트로사민(nitrosamine)이라는 발암성 물질로 바뀐다. 이 사실은 WHO도 공표하고 있으나 판매 규제가 되고 있지는 않다.

또한 최근에는 지방의 축적을 억제하는 효과가 있다고 알려진 중쇄지방산이 함유되어 있다고 하여 주목받은 코코넛오일에도 발암성 물질이 있다는 의혹이 제기되었다.

발암성 물질이 있는 음식을 먹어도 암은 식중독처럼 빨리 증상이 나타나지 않고 오랜 시간이 걸린다. 처음부터 의심스러운 식재료는 피하고 당질 오프 생활을 지속하자.

아질산나트륨 외에도 주의해야 할 첨가물

첨가물	주요 위험	주요 사용 목적	사용 예
합성감미료	발암성, 시력 저하	감미료	제로칼로리 음식
합성착색료	발암성, 불임증	식품 착색	과자, 청량음료
벤조산나트륨	발암성, 신경장애	보존료	청량음료. 마가린
소르빈산/소르빈산칼륨	발암성, 면역장애	보존료	청량음료, 편의점 도시락
곰팡이 방지제*	발암성, 염색체 이상	곰팡이 방지	수입 감귤류

* 해외에서는 수확 후에 곰팡이 방지제가 사용되어, 수입될 때는 식품첨가물(보존료=농약)로 취급된다.

좀 더 알아보기 memo

생선구이 정식이 최악의 음식 조합

구운 생선의 탄 부분에는 다이메틸아민(dimethylamine)이 들어 있는데, 이것과 절임에 들어 있는 아질산나트륨을 함께 먹으면 발암성 물질인 니트로사민이 생길 수 있다. 특히 뿌리채소 절임은 아질산나트륨이 많기 때문에 구운 생선과 함께 먹지 않는 것이 좋다.

굶으면 혈당치가 상승해
질병 위험이 높아진다

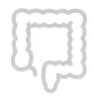

굶기는 혈당치 상승과 질병을 초래하는 악습관

'먹는 양을 극단적으로 줄이면 체지방을 확실히 줄일 수 있다'고 생각하겠지만 사실은 틀린 말이다. 오히려 끼니를 굶으면 혈당치가 오르고 살찌기 쉽다.

2017년 독일에서 실시한 조사에서, 아침을 굶으면 하루 평균 혈당치가 상승하고, 점점 몸의 염증과 동맥경화가 진행된다는 사실이 밝혀졌다. 끼니를 굶으면 오히려 살찌기 쉽고 당뇨병 위험도 높아진다.

혈당치를 안정적으로 유지하는 데는 식사 횟수를 줄이는 것이 역효과이다. 하루에 먹는 분량이 같으면 식사 횟수를 늘리는 편이 낫다. 즉, 식사와 식사 사이의 '간식'으로 혈당치를 조절할 수 있다.

피해야 할 식사법으로는 공복에 과식하는 것이다. 공복으

혈당치 안정을 위해 삼시 세끼를 먹는다

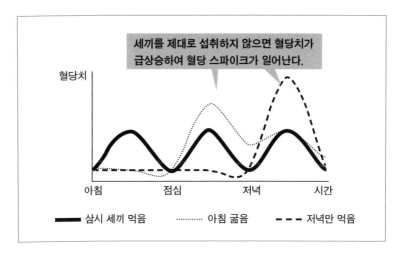

세끼를 제대로 섭취하지 않으면 혈당치가
급상승하여 혈당 스파이크가 일어난다.

혈당치

아침　　　　점심　　　　저녁　　　　시간

━━ 삼시 세끼 먹음　　⋯⋯ 아침 굶음　　- - - 저녁만 먹음

로 저혈당 상태였던 몸에 급격하게 당질을 섭취하면 혈액 중
포도당이 급격히 증가하여 결과적으로 '혈당 스파이크'를 초래
한다.

　혈당 스파이크는 혈관에 큰 부담을 주어 자칫 손상을 입힐
가능성이 높다. 혈당치의 급상승은 AGE 증가의 원인이기도
하므로 심근경색과 뇌졸중 등의 위험성도 높아진다.

1일 2리터의 물을 마셔
혈당치를 낮추고 대사를 올린다

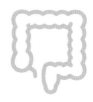

물을 많이 마시면 혈중 당 농도가 낮아진다

당질 오프 외에도 건강하고 날씬한 몸을 만드는 습관으로, 매일 물 많이 마시기를 빠트릴 수 없다. 물을 마시는 것만으로 혈당치를 낮춰 비만이 방지된다.

또한 신장 기능을 향상하는 데도 물은 필수이다. 신선한 물을 듬뿍 마시는 것은 건강을 유지하는 데 상당히 중요하다. 체내에 수분이 모자라면 소변으로 배출하는 수분이 적어지고 체내에 독소가 계속 남을 우려가 있다.

하루에 섭취해야 할 물의 양은 2리터가 표준이지만 3리터 이상을 권장한다. 3리터 중에는 요리에 들어 있는 수분도 포함된다.

'물은 마시지 않지만 캔커피, 주스, 청량음료는 자주 마신다'고 말하는 사람도 있는데 좋은 방법은 아니다.

대부분의 주스류에는 당질이 다량 함유되어 있다. 달콤한 음료에는 모두 감미료가 들어 있다고 해도 과언이 아니다. 물 대신 주스를 마시면 수분뿐만 아니라 당질을 섭취하게 된다. 따라서 체내의 세포에 수분을 공급한다는 이점보다 여분의 당질이 체내에 쌓인다는 단점이 크다.

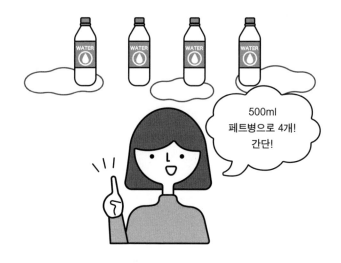

좀 더 알아보기 memo

경수와 연수의 차이는? 일상적으로 마실 때 어느 쪽이 좋을까?

생수는 물 1리터에 함유되어 있는 칼슘(Ca)과 마그네슘(Mg)의 농도인 경도에 따라 연수(WHO가 제시한 기준은 60㎎/L 이하)와 경수로 구분된다. 경수는 칼슘이나 마그네슘, 미네랄이 풍부하고 변비 해소에 좋다. 대표적인 경수가 에비앙이다. 한국의 수돗물은 연수이다.

체중계를 피하지 말고
매일 체중계에 올라라

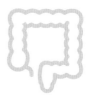

하루 단위라면 누구나 간단히 체중을 조절할 수 있다

건강한 생활을 위해 체중계를 활용하자. '최근 너무 많이 먹는 것 같아'라는 생각이 드는 사람일수록 현실을 외면하고 싶어서 체중 측정을 피하기 십상이다. 그러나 자신의 체중을 정확하게 알고 조절하는 것은 건강관리의 기본이다. 체중계로부터 도망쳐서는 안 된다.

체중이 늘어 비만 상태가 되면 전신의 지방조직이 염증을 일으킨다. 이 염증이 만성화된 상태가 '만성염증'이다. 만성염증은 생활습관병 등 다양한 질병의 원인이 된다. 매일 체중계에 오르는 습관은 비만을 방지하고 나아가 질병을 예방한다.

체중을 관리하는 가장 간단한 방법은 당질의 양을 줄이는 것이다. 매일 몸무게를 재보고 살이 쪘다면 식사량을 조절하자. 하루마다 체중의 증감을 알아두면 살찌기 시작하는 것을 스스로 알아차릴 수 있다. 1kg 정도 늘어났다면 당분간 당질을 끊는 것으로 간단하게 체중을 되돌릴 수 있다.

몸무게는 매일 같은 시간대에 측정하는 것이 기본이다. 아침에 일어나서 화장실을 다녀온 후에 재는 것을 추천한다. 그래야 아침 식사의 양에 좌우되지 않기 때문이다. 매일 체중을 측정하는 습관을 들이자.

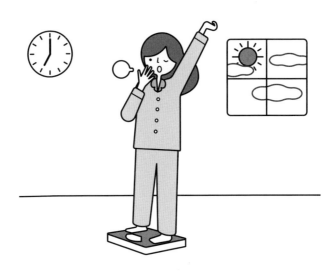

좀 더 알아보기 memo

체중을 측정하고 데이터를 관리하기 가장 좋은 체중계는?

다기능 체중계가 시중에 많이 나와 있는데, 매일 측정할 거라면 기록을 저장할 수 있는 제품이 편리하다. 와이파이로 스마트폰과 연계할 수 있다면 매일의 체중 변화를 데이터로 관리할 수 있다.

비만 경향이 있는 사람을 위한
연령별 식사법

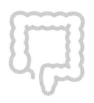

BMI 수치가 비만인 사람은 밤에 탄수화물 섭취를 삼간다

비만 여부를 판단하는 기준은 무엇일까? 보통 BMI[체중(kg) ÷신장(㎡)]가 25 이상이면 비만이고, 18.5 이상 25 미만이 보통 체중이다. 60세를 넘기면 기초대사량이 떨어져 살 빼기 어려워지므로 기준을 조금 느슨하게 잡아도 된다. 60세 이상인 경우 BMI 30 이상이면 비만이다.

BMI가 비만 수치에 해당하는 사람은 식생활을 검토해야 한다. 구체적으로는, 하루에 섭취하는 당질의 양을 100g 이하로 제한한다. 기초대사량이 떨어져서 살 빼기 어려운 50대 이상은 하루에 섭취하는 당질의 양이 60g 이하가 바람직하다.

하루에 당질을 섭취하는 비율은 '아침 4, 점심 5, 저녁 1'이 적당하다. 비만 탈출을 목표로 한다면 특히 밤에는 흰쌀밥, 빵, 면 등의 '탄수화물 금식'이 정답이다.

연령, 성별에 따른 대사량

남성			
	기초대사 기준치(kcal/kg/일)	참조 체중(kg)	기초대사량(kcal/일)
18~29세	24.0	63.2	1,520
30~49세	22.3	68.5	1,530
50~69세	21.5	65.3	1,400
70세 이상	21.5	60.0	1,290

여성			
	기초대사 기준치(kcal/kg/일)	참조 체중(kg)	기초대사량(kcal/일)
18~29세	22.1	50.0	1,110
30~49세	21.7	53.1	1,150
50~69세	20.7	53.0	1,100
70세 이상	20.7	49.5	1,020

※ e-헬스넷, 〈연령과 에너지대사〉로 작성

비만 기미가 있는 20대를 위한 식사법

20대는 대사가 활발하기 때문에 많은 에너지가 필요하다. 그 때문에 엄격한 당질 제한을 하지 않고 탄수화물을 조금만 줄여도 금방 체중이 줄어든다.

흰쌀밥이나 식빵 등 주식이 되는 탄수화물은 싼 가격으로 간단히 조리할 수 있기에 탄수화물만 먹는 경우가 적지 않다. 그런 간편한 식사는 그만두고 반찬을 늘려서 지방이나 단백질을 함께 먹자. 가능하면 흰쌀밥을 현미밥으로, 빵은 전립분 빵으로 대체하면 다이어트 효과를 더 높일 수 있다.

비만 기미가 있는 30대를 위한 식사법

30대는 남녀 모두 살이 찌기 시작하는 시기다. 특히 30대 후반이 되면 기초대사가 떨어져 살 빼기가 어려워진다. 과자나 청량음료를 먹는 습관은 당장 그만두자.

흰쌀밥이나 빵을 현미밥이나 전립분 빵으로 대체하고, 반찬 양념을 육수나 소스에서 소금이나 후추로 바꾸는 등 식사의 질도 신경 쓰자. 채소도 하루에 한 번은 반드시 섭취한다. 30대는 이후의 식사 습관이 결정되는 시기이므로 채소의 맛과 식감을 혀로 기억하자.

아무래도 흰쌀밥이나 라면이 먹고 싶은 경우에는 식사 직후에 20분간 운동(걷기 등)을 하는 식으로 에너지 소비 활동을 병행하자.

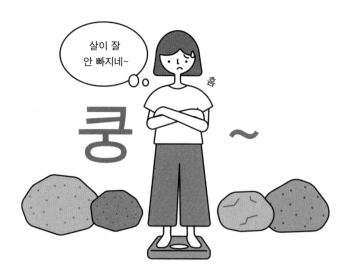

비만 기미가 있는 40대를 위한 식사법

40대는 기초대사량이 더욱 떨어지는 연령대이다. 매일의 노력이 곧바로 결과(체중 감소 등)로 나타나기 어렵지만 포기하지 말고 계속하는 것이 중요하다.

점심은 외식을 피하고 채소를 가득 넣은 도시락을 먹는 게 가장 이상적이다. BMI가 25 이상이라면 탄수화물 섭취량을 하루 60g으로 제한하자.

술은 어느 정도 마셔도 괜찮지만, 당질이 많은 맥주는 한 잔만 마시고, 되도록 와인이 좋다. 당질이 많은 청량음료나 캔커피는 물론 몸에 좋다고 하는 영양음료도 당질이 많으므로 마시지 않는 것이 좋다.

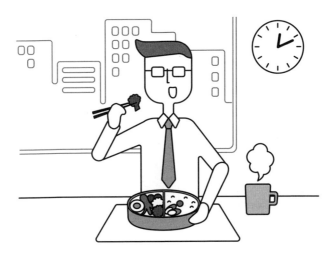

비만 기미가 있는 50대를 위한 식사법

50대는 노후에 대한 불안으로 건강보다 돈을 걱정하는 시기이므로 싼값으로 배를 채울 수 있는 탄수화물을 많이 먹는다. 그러나 50대에 탄수화물을 많이 먹으면 체중이 증가하여 생활습관병 발병 위험이 높아진다. 질병에 걸리면 일할 수 없거나 의료비가 부과된다. 50대야말로 건강을 제일 우선해야 한다.

탄수화물을 줄이면서 식비도 절약하고 싶다면 양질의 단백질이 들어 있는 달걀, 두부, 낫토를 먹어보자. 더불어 채소도 제대로 섭취하자. 간단하고 가격이 싸더라도 당분이 들어 있는 채소 주스는 좋지 않다.

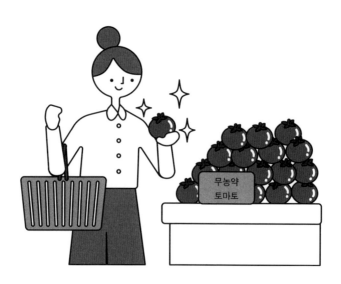

무농약
토마토

비만 기미가 있는 60대를 위한 식사법

60대는 식사에 까다롭게 굴지 않고 즐기는 것이 중요하다. 물론 무엇이든 먹어도 좋다는 뜻은 아니다. 예를 들어 달콤한 과자를 먹는다면 1개 정도로 규칙을 정하고 식품 표시 성분란에서 식품첨가물이 들어 있는지를 확인하자.

식사에 신경 쓰는 것 못지않게 건강검진을 하는 것도 중요하다. 아무리 신경 써도 나이가 들수록 질병에 걸릴 위험성은 높아진다. 60대 이후에는 식사뿐 아니라 병원에서 주기적으로 검사를 받는 것이 중요하다.

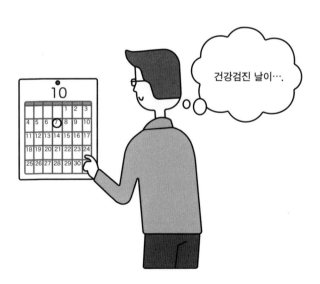

비만 기미가 있는 70대를 위한 식사법

70대 또한 식사를 까다롭게 제한하기보다 병원에서 주기적으로 검사를 받아 건강상의 문제가 있으면 제대로 치료하는 것이 중요하다. 혈당치를 관리하여 혈관을 건강한 상태로 유지하는 것은 건강한 수명에 중요하다. 검사에서 문제가 없어도 고령이 되면 위장이 약해지므로 심야에 많이 먹는 등 위장에 부담을 주는 식습관은 피하자.

70대는 '고혈압'으로 인한 뇌졸중에 걸릴 가능성이 높아지므로 염분을 줄이자. 간장이나 된장은 염분이 많으니 주의하자. 또 뼈나 근력을 유지하기 위해 멸치나 감자를 먹는 것이 좋다.

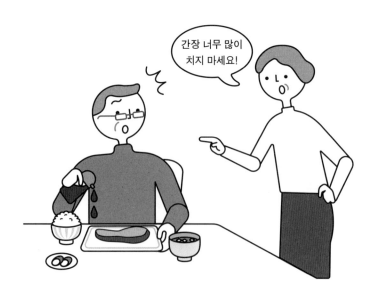

비만 기미가 있는 80대를 위한 식사법

80대 이상은 당연히 젊었을 때처럼 많이 먹기 어렵다. 식사 제한을 하기보다 좋아하는 먹거리로 영양을 섭취하자.

식사량이 적어지면 식사로 얻는 수분량도 줄어든다. 수분이 부족하면 혈액이 끈적끈적해져서 혈전이 생기기 쉬워지니 주의하자. 또 변비로 이어져 장운동도 약해지므로 수분을 적극적으로 섭취하자. 수분 섭취 방법으로는 당질이 들어 있지 않은 물을 마시는 것이다.

또 최소한의 근력을 유지하기 위해 조금이라도 좋으니 산책하는 등 매일 근육 단련을 빠뜨리지 않는 것이 중요하다.

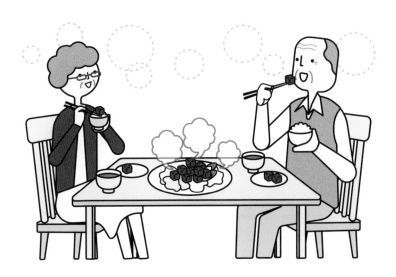

당뇨병 예비군을 위한
식사법

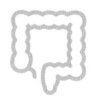

엄격한 당질 제한으로 혈당치를 조절한다

당뇨병에 걸린 사람이나 당뇨병 예비군인 사람은 제대로 당질 제한을 하여 혈당을 확실히 관리해야 한다.

혈당 관리가 필요한 사람은 식후(식사를 시작하고 1~1.5시간 후)의 혈당 수치가 200mg/dl 이하가 되어야 한다. 이 기준을 지키면 당이 결합한 헤모글로빈의 비율을 표시하는 당화혈색소의 수치도 낮아진다.

밤에는 에너지 소비가 적기 때문에 저녁 식사로 탄수화물을 섭취하지 않도록 한다. 탄수화물은 아침 식사와 점심 식사로 먹고 식후에 10~20분 정도 운동해서 필요 이상으로 섭취한 당질을 소비하여 불필요한 지방이 붙지 않도록 예방하자.

당뇨병에 지지 않는 몸을 만들고 싶어서 헬스나 운동 프로그램에 등록하는 사람들이 있다. 그 자체는 문제없으나 프로틴 섭취는 지양하자. 프로틴은 신장을 파괴할 위험이 있으며, 당뇨병 발병 위험이 있는 사람이 프로틴을 섭취하면 당뇨병 합병증의 하나인 '당뇨병신증'이 진행될 위험이 있다.

당뇨병에 걸리면 암, 심근경색, 뇌졸중, 알츠하이머 등의 발병 위험이 높아지므로 평소 생활 중에 혈당치 관리를 확실히 하는 것이 중요하다.

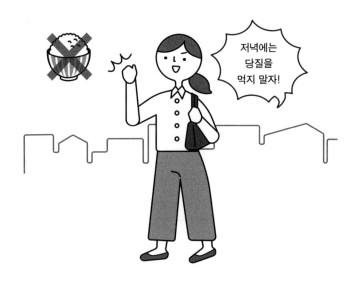

비만도 당뇨병도 없지만
장수하고 싶은 사람을 위한 식사법

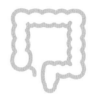

마른 사람은 양질의 탄수화물을 섭취해야 한다

비만도, 당뇨병도, 당뇨병 예비군도 아닌 사람은 당질 제한을 할 필요가 없다. 표준체중에 비해 너무 마른 사람은 오히려 당질을 섭취해야 한다. 너무 마르고 영양이 부족하면 빈혈이 생기거나 면역력 저하로 질병에 걸리기 쉽다. 또 신진대사에서 중요한 기능을 하는 갑상선호르몬의 작용이 떨어지고, 무기력, 피로감, 부기 등의 증상이 나타날 수 있다. 너무 마른 사람은 가능한 빨리 표준체중을 만들어야 한다. 단백질이나 지방을 섭취해도 체중은 늘어나지 않으니 탄수화물을 많이 먹자.

하지만 탄수화물이라면 뭐든 다 섭취해도 좋다는 건 아니다. 입으로 들어가는 만큼 식품의 품질을 신경 써야 한다. 흰쌀밥, 빵, 인공감미료가 많은 탄수화물이 아니라 식이섬유나 비타민이 풍부한 현미나 전립분 빵 등 몸에 좋은 것을 먹고 건강하게 체중을 늘린다.

주식 외에는 무농약 채소, 엑스트라버진 올리브오일, 콩식품, 등 푸른 생선, 닭고기 등을 섭취하자.

패스트푸드, 과자, 디저트 등을 먹어서 체중을 늘리는 것은 좋지 않다. 이러한 먹거리는 노화의 원인이 되는 AGE를 생성시키기 쉽다. 또 AGE가 많이 포함된 식품도 피하자. AGE가 많은 음식은 가공육류, 튀김, 치즈, 고온으로 조리한 요리 등이다.

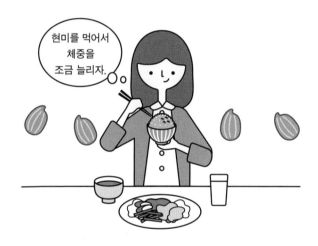

좀 더 알아보기 memo

저칼로리에 영양소가 가득한 오트밀

죽처럼 먹는 오트밀은 영양소가 가득한 양질의 탄수화물이다. 배아 등이 정제되지 않은 전립곡물이므로 영양, 식이섬유, 단백질, 미네랄이 풍부하다.

당질 오프에 숨겨진
건강 상식

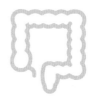

다이어트, 미용, 운동의 상식이 크게 바뀌었다

식생활에서 당질을 빼는 '당질 오프'가 세상에 알려지면서 건강 상식이 크게 바뀌었다. 지금까지는 생각할 수 없었던 것들이 다이어트의 새로운 상식이 되었다.

예를 들어 이전에는 '비만의 원인이 지방'이라고 여겼는데, 실제로는 당질이 원인이었다. 다이어트를 위해 식생활 속에서 줄여야 할 것은 지방이 아니라 당질이다.

이번에는 다이어트, 미용, 운동 등에 관한 새로운 건강 상식을 소개한다. Q&A 형식으로 다양한 질문과 답변을 실었다. 많은 사람들이 품고 있던 의문을 다루었으니 한번 체크해보자.

Q **다이어트 중에 추천하는 외식이 있을까요?**

현재 다이어트 중입니다. 아침 식사는 집에서 먹고 있지만 점심 식사와 저녁 식사는 밖에서 사 먹고 있어요. 당질 오프의 식사를 하고 싶은데, 어떤 메뉴를 먹는 것이 좋을까요?

A 스테이크와 같은 고기 요리가 좋습니다.

다이어트에 관한 오랜 상식은 저칼로리 음식이 좋다는 것입니다. 예를 들어 메밀국수와 스테이크 중 하나를 선택해야 한다면 스테이크는 제외되었습니다. 그러나 현대의학 연구에 의해 당질 오프를 우선해야 한다는 사실이 알려졌습니다. 따라서 당질이 많고 탄수화물인 메밀국수보다 스테이크가 살을 빼는 데 도움이 됩니다. 다만 고기를 구울수록 노화로 이어지는 AGE가 늘어나므로 굽기는 '레어'를 선택하는 것이 좋습니다.

Q 생채소를 먹으면 신진대사가 떨어진다는 것이 사실인가요?

'생채소를 먹으면 몸이 냉해진다'는 기사를 읽었습니다. 체온이 내려가면 신진대사가 떨어져서 살 빼기가 어려울 것 같아요. 생채소는 피하는 것이 좋을까요?

A 생채소를 먹는 것은 합리적인 식사입니다.

채소는 영양이 풍부하기 때문에 건강과 미용에 꼭 필요합니다. 특히 생채소를 먹으면 비타민과 식이섬유를 그대로 흡수할 수 있습니다. '생으로 먹을 수 있는 식재료는 생으로 먹는다', '조리는 가능한 저온으로 단시간에 한다', '당질은 소량만' 등이 건강과 젊음을 유지하는 식사 원칙입니다. 생채소를 먹는 것은 매우 합리적인 식사입니다. 식사로 생채소를 먹는다고 해서 절대 신진대사가 떨어지는 일은 없으니 걱정하지 않아도 됩니다.

Q 골고루 먹기만 하면 몸에 좋은가요?

초등학생 시절 급식 시간에 밥, 국, 반찬을 하나씩 골고루 먹어야 한다고 배웠습니다. 골고루 영양을 섭취하는 것이 몸에 좋다고 했는데, 사실인가요?

A 채소, 단백질, 탄수화물 순으로 식사하세요.

먹는 순서가 중요합니다. 처음에는 채소나 해조류 등 식이섬유가 풍부한 음식을 먹고, 그다음에는 소화가 느린 단백질, 마지막으로는 탄수화물을 먹습니다. 처음에 탄수화물부터 먹으면 혈당치가 급상승하지만, 채소, 단백질, 탄수화물 순으로 먹으면 혈당의 급상승을 억제할 수 있습니다.

Q 당질 제로 맥주는 마셔도 될까요?

편의점에 가면 '당질 제로' 맥주가 판매되고 있습니다. 다이어트 중인데 당질 제로 맥주는 먹어도 괜찮을까요?

A 원재료를 확인해보세요.

당질 제로 맥주 중에 인공감미료를 사용한 것은 피하는 것이 좋습니다. 인공감미료는 포도당을 함유하고 있지 않기 때문에 먹어도 혈당치는 상승하지 않는다고 여겨졌습니다. 그런데 이후 실험에서 설탕보다 인공감미료를 주입한 실험용 쥐에게서 혈당치 상승이 나타났습니다. 인공감미료는 장내 환경을 나쁘게 할 뿐 아니라 뇌졸중과 치매 발병 위험을 높인다고 알려져 있습니다. 가능한 섭취하지 마세요.

Q 보충제는 어떻게 선택해야 할까요?

부족하기 쉬운 영양을 보충제로 보완하는데, 제품이 너무 많아서 무엇을 선택해야 좋을지 모르겠습니다.

A 효과를 잘 따져보고 선택해야 합니다.

보충제에는 다양한 성분이 포함되어 있지만 일부는 효과가 없다는 것이 밝혀졌습니다. 글루코사민(glucosamine)은 관절의 움직임을 매끄럽게 한다고 선전했지만 2006년 미국의 의학 잡지에 게재된 실험 결과에 의하면 효과가 없다고 결론이 났습니다. 의학적으로 효능이 확인된 것은 은행잎 추출물, 코엔자임 Q10 등입니다. 간유(肝油)도 추천할 수 있는데, 가열하여 파괴된 비타민이나 미네랄을 보충해줍니다.

Q 콜라겐 보충제는 효과가 있을까요?

피부 관리를 하고 싶어서 콜라겐 보충제를 먹으려고 합니다. 콜라겐 보충제는 효과가 있을까요?

A 효과가 없습니다.

콜라겐을 배합한 보충제도 효과에 대한 의문이 있습니다. 콜라겐은 피부, 뼈, 연골 등을 만드는 단백질의 일종이지만 보충제로 먹으면 아미노산으로 분해되어 버립니다. 콜라겐 그대로 피부에 도달하지 않는다는 뜻이죠. 콜라겐을 배합한 화장품도 있지만 분자량이 너무 커서 피부 속에 침투하지 못합니다.

Q 매일 1만 보씩 걸으면 건강에 좋은가요?

생활습관병 예방을 위해 하루 1만 보를 걸으라고 하는데, 매일 1만 보씩 걷기는 힘들 것 같아요. 그보다 조금 덜 걸어도 될까요?

A 식후 20분 동안 산책하기를 추천합니다.

개인차도 있겠지만 대체로 1만 보를 걷는 데는 1시간 30분 이상 걸립니다. 매일 그만큼 시간을 내기는 어려울 것입니다. 1만 보를 걷지 않아도 괜찮으니 식후에 15~20분 걸어보세요. 식후에는 혈당치가 상승하기 때문에 걷기로 혈당을 소비하면 혈당치의 급상승을 막을 수 있습니다. 외출하기 어려운 경우에는 제자리걸음을 해도 괜찮습니다. 이러한 습관을 들이면 살이 찌기 어려워지므로 생활습관병을 예방할 수 있습니다.

Q 당질 오프로 근육량이 줄어들지 않을까요?

당질 오프의 식생활로 체중을 줄이면 지방뿐만 아니라 근육도 줄어들지 않나요? 당질 오프와 함께 근육운동도 해야 할까요?

A 근육량이 줄어들지는 않지만 근육운동은 하세요.

'당질 오프를 하면 당질 대신 근육이 연료로 사용되어 근육량이 줄어든다'는 것은 속설입니다. 정상적인 당질 오프로는 그렇게 되지 않습니다. 다만 40세 이상은 근육이 줄어들기 때문에 근육운동을 해야 합니다. 근육의 감소는 혈당치 상승, 혈압 상승, 혈액순환 불량, 신진대사 저하 등으로 이어집니다. 근육운동을 습관화하여 허벅지, 엉덩이, 가슴 등 큰 근육을 단련하세요.

당질 오프 생활을 위한
메뉴 고르기

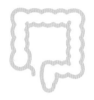

건강하게 살기 위해 매일 메뉴 선정에 신경 쓴다

내장지방을 줄이고 건강한 생활을 하려면 당질 오프와 AGE 오프가 필수이다. 이를 위해서는 식재료 선택과 메뉴 선택이 중요하다.

원래 식사는 살아가는 데 빼놓을 수 없다. 어떤 식재료를 어떻게 요리하면 당질 오프와 AGE 오프가 되는지를 알고 있어야 올바르게 선택할 수 있다. 메뉴를 보고 쉽게 선택할 수 있을 정도의 지식을 알아두면 좋다.

식사의 형태는 다양하다. 집에서 먹을 때가 있는가 하면 밖에서 먹을 때도 있고, 마트나 편의점에서 간단히 도시락이나 반찬을 사 먹기도 한다. 그럴 때도 선택하는 방법을 알아두면 좋다.

어떤 상황에서 어떤 메뉴를 고르는 것이 당질 오프에 좋은지 살펴보자.

가정식 식당 메뉴 선택

흰쌀밥을 너무 많이 먹지 않도록 주의하자. 흰쌀밥을 적게 먹거나 추가 요금을 지불하더라도 현미밥이나 잡곡밥으로 바꾸자. 양이 부족하다면 두부, 낫토, 샐러드 등 당질이 적은 반찬을 추가해서 보충한다.

메인 반찬으로 생선을 먹을 때는 조미료를 사용하지 않은 회를 추천한다. 생선조림은 양념에 설탕이나 간장이 많이 들어가므로 피하자.

고기는 칼로리가 높아 꺼리기 쉬운데, 흰쌀밥의 양을 줄였다면 식사로 섭취하는 당질의 양은 그리 많지 않다. 양념장보다 소금 간을 한 요리를 고르자.

패밀리 레스토랑 메뉴 선택

세트 메뉴보다 단품 메뉴를 잘 조합하면 당질을 억제하면서 포만감을 얻을 수 있다. 에피타이저로 해산물 샐러드를 추천한다. 드레싱을 뿌리지 말고 따로 달라고 하면 당질을 억제할 수 있다. 수프의 경우 걸쭉한 포타주(potage) 종류는 당질이 많으므로 옥수수 종류를 선택하면 좋다.

스테이크나 햄버거 등 육류는 양념에 주의해야 한다. 데미글라스 소스나 화이트 소스 등은 당질이 많으므로 피하고 소금, 후추로 간한 것을 추천한다.

안주 선택

와인, 소주, 위스키 등은 당질이 거의 들어 있지 않으므로 당질 오프 중이라도 적당량 마시는 것은 문제없다. 당질이 낮은 안주를 술과 적절히 곁들여 먹으면 만족스러운 식사를 할 수 있다.

샐러드를 곁들이는 습관을 들이자. 무 샐러드, 나물 등을 추천한다. 메인 안주는 회나 닭꼬치를 선택하자. 닭꼬치는 어느 부위를 먹어도 괜찮은데, 양념장보다 소금으로 간해서 구운 것을 선택하자. 가장 주의해야 하는 것은 단시간에 빨리 먹을 수 있는 요리다. 밥이나 라면 등 탄수화물 요리는 피하자.

패스트푸드 메뉴 선택

패스트푸드는 당질의 보고라고 할 수 있다. 그래서 당질 오프 중에는 가능한 피하는 것이 정답이다. 햄버거 말고 사이드 메뉴를 주문하여 당질을 억제하자.

사이드 메뉴 중에는 치킨 종류를 추천한다. 기름에 튀긴 것을 먹어도 된다. 반대로 최악의 사이드 메뉴는 감자튀김이다. 감자튀김은 당질이 듬뿍 들어 있어서 그야말로 당질 오프의 적이다. 콜라, 사이다 등의 청량음료는 피하고 차나 탄산수를 고르자. 채소 주스는 몸에 좋을 것 같지만 당질이 많이 함유되어 있으므로 피하는 것이 좋다.

마트(반찬) 메뉴 선택

마트에서 조리된 것인지 확인해야 한다. 닭꼬치, 생선구이 등은 대체로 마트에서 조리하는데, 종종 공장에서 만든 것들도 있다. 그런 경우에는 방부제가 사용되었을 가능성이 높다.

마트는 상품 종류가 풍부해서 좋다. 두부, 낫토, 샐러드 등도 종류가 다른 상품을 구입하면 새로운 기분으로 당질 오프 생활을 지속할 수 있다. 낫토, 두부 등에 딸려 있는 소스는 당질이 많이 들어 있으니, 당질이 적은 소스를 따로 구입한다.

편의점 메뉴 선택

편의점은 과자, 주스 등의 유혹이 많으나, 회사원이 점심시간에 잠시 들르거나 주부가 장 볼 시간이 없을 때 손쉽게 해결하기 좋다. 편의점을 잘 이용하면 당질 오프 생활을 더욱 충실히 해나갈 수 있다. 삶은 달걀은 샐러드에 넣어 먹는 것을 추천하고, '어묵'은 대부분 당질이 낮은 재료인 데다 포만감을 얻을 수 있어서 좋다.

당질 제한에서 신경 써야 하는 조미료

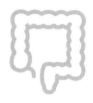

소금, 기름, 고춧가루는 태곳적 조미료

건강을 생각해 샐러드를 선택했는데, 드레싱은 어떻게 해야 할까? 칼로리를 신경 써서 오일이 들어가지 않은 드레싱을 선택하면 오히려 역효과일지 모른다.

조미료를 선택할 때 신경 써야 할 것은 지방이 아니라 당질이다. 칼로리 하프 마요네즈를 사는 것보다 집에서 직접 만들면 당질이 많든 적든 얼마나 들어가는지 파악할 수 있다.

상품명이 아니라 성분표로 비교하는 습관을 들이면 '살찔 것같아', '괜찮을 것 같은데'라고 막연하게 조미료를 선택하는 일은 없을 것이다.

간단하게 구별하는 방법은 '끈기'나 '단맛'의 유무이다. 끈기와 단맛을 내는 것은 전분이나 설탕과 같은 당질이다. 소스, 케첩, 불고기 양념도 같은 이유로 당질이 많다.

샐러드나 빵에 올리브오일을 뿌리면 지질이 당질 흡수를 부드럽게 해서 칼로리 이상의 효과를 기대할 수 있다. 신선한 샐러드에 엑스트라버진 올리브오일을 듬뿍 뿌려 먹자.

그 밖에도 소금, 후추, 허브, 식물성 기름, 마요네즈를 잘 조합하면 당질의 단맛에 의지하지 않고 맛을 낼 수 있다.

주요 조미료의 당질 양(15g당)

조미료	당질 양	조미료	당질 양
각설탕	15g	굴소스	1.5g
상백당	14.83g	멘쯔유	1.3g
맛술	6.5g	마메미소	1.17g
고형 콘소메	6.3g	마요네즈(전란형)	0.5g
카레 가루	6.15g	곡식초	0.4g
고메미소, 아마미소	4.83g	가츠오, 다시마(우린 것)	0.05g
중농소스	4.5g	닭육수	0g
토마토케첩	3.9g	소금	0g

※ 미소는 일본식 된장으로 마메미소는 콩만 사용한 것, 고메미소는 쌀을 이용한 것, 아마미소는 싱겁게 간한 것.

좀 더 알아보기 memo

의외로 간단! 수제 마요네즈로 건강 효과를 높인다

당질을 제한할 때 수제 마요네즈를 추천한다. 달걀, 식용유, 식초만 있으면 쉽게 만들어서 안심하고 먹을 수 있다. 식초와 식용유는 원하는 효과와 성분에 맞게 조합하면 다이어트와 맛을 동시에 충족할 수 있다.

아름다운 몸을 위한 **마키타 젠지** 명언

매일의 일상을
자신의 힘으로 보내는 것은
아주 크나큰 보람이다.

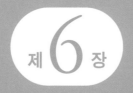

제 **6** 장

쉽게 따라 할 수 있는
내장지방 줄이는 습관

매일매일 생활습관을 조금씩 신경 쓰면
아무리 바쁜 사람도 내장지방을 줄일 수 있다.

꾸준한 운동이
다이어트 효과를 높인다

가끔 격렬한 운동을 하는 것보다 매일 조금씩 운동하는 게 낫다

주말에 스포츠센터에서 온종일 운동하는 것과 매일 집에서 약간의 근육운동을 하는 것 중에 어느 쪽이 건강에 좋을까? 운동 정도에 따라 다르겠지만 꾸준히 운동하는 것이 다이어트와 건강을 유지하는 데 효과적이다.

사람은 나이가 들수록 근력이 떨어지고 관절도 굳어진다. 노폐물도 체내에 쌓이기 쉬워진다. 따라서 일주일에 한 번 몸을 강하게 자극하는 것보다 매일 가벼운 자극을 몸에 가하는 것이 더 효과적이다. 주 1회의 강한 자극은 몸이 적응하지 못해서 자칫 뼈, 근육, 혈관이 손상될 우려가 있다.

매일 꾸준히 운동해보자. 단 1~5분이어도 괜찮다. 15분 걷기보다 1분 스쿼트가 살을 빼는 데 더 효과적이다.

욕조에 물이 채워지는 시간, TV를 시청하다 중간 광고가 나오는 시간 등 일상생활 중 자투리 시간을 이용해보자.

추천하는 운동은 1분 스쿼트이다. 근육운동은 살이 빠질 뿐 아니라 치매도 예방한다. 또 스트레칭도 효과가 있다.

마키타식 1분 스쿼트

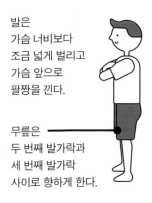

발은
가슴 너비보다
조금 넓게 벌리고
가슴 앞으로
팔짱을 낀다.

무릎은
두 번째 발가락과
세 번째 발가락
사이로 향하게 한다.

뒤로 엉덩이를 내밀고
4초 동안 무게중심을
천천히 내린 다음,
4초 정지하고,
다시 4초에 걸쳐
천천히 일어난다.

무릎이
발가락 끝보다
앞으로 나오면 안 된다!

마키타식 포인트!

- 1회에 12초씩 5회 반복한다(느리게 해야 확실히 부하가 걸린다).
- 식후 20분 이내에 실시한다.
- 식사 후, 간식 후에 반드시 실시한다.

좀 더 알아보기 memo

운동 부족으로 일본에서 매년 5만 명이 사망하고 있다?

운동 부족은 일본인이 사망에 이르는 위험 요인 3위로, 매년 5만 명이 운동 부족으로 사망하고 있다. 운동 부족은 뇌졸중, 심근경색, 신부전 등의 원인이 된다. 거꾸로 말하면 적당한 운동으로 사망 위험을 낮출 수 있다.

정해진 시간에 일어나면
신진대사가 좋아진다

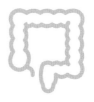

체내시계를 정돈함으로써 에너지대사가 높아진다

내장지방을 줄이기 위한 습관으로 당장 시작할 수 있는 것이 '매일 아침 정해진 시각에 일어나기'다. 정해진 시각에 일어나 햇빛을 받으면 몸의 에너지대사가 높아져서 결과적으로 살이 빠지기 쉬워진다.

똑같은 시간에 기상하는 것만으로 살이 빠지기 쉬운 이유는, 사람의 몸속에 있는 시계 유전자의 작용 때문이다. 시계 유전자는 생체리듬(체내시계)을 잡아주는 유전자군이다.

낮에 활동하고 밤에는 자는 식으로 시계 유전자의 리듬에 따라 생활하면 에너지대사가 높아진다. 그렇게 에너지대사가 높아지면 체내에서 근육 합성이 촉진되어 단백질도 증가한다.

다만 시계 유전자의 리듬은 24시간보다 30분 정도 길어서 실제 하루의 시간과 어긋나 있다. 따라서 하루 중 어느 시각쯤에 시계 유전자를 재설정하여 생체리듬을 정돈해야 한다. 재설정 방법이 '매일 정해진 시각에 일어나기'와 '아침 먹기'다. 그럼으로써 체내의 시계 유전자가 재설정되었다고 인지한다.

일어나는 시각이 불규칙하면 시계 유전자의 작용이 둔화되니 같은 시각에 일어나는 습관을 들이자.

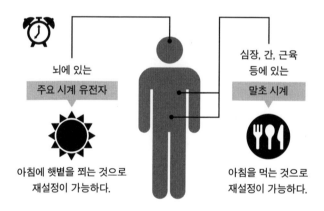

체내시계 재설정 방법 2가지

뇌에 있는
주요 시계 유전자
아침에 햇볕을 쬐는 것으로 재설정이 가능하다.

심장, 간, 근육 등에 있는
말초 시계
아침을 먹는 것으로 재설정이 가능하다.

좀 더 알아보기 memo

'마지막 시계 유전자' 연구로 생체리듬이 밝혀지다

2014년 '크로노(chrono)'라는 시계 유전자가 발견되었다. 다른 시계 유전자가 이미 발견되었기 때문에 '마지막 시계 유전자'라고도 불리며 체내시계와 정신 기능의 관계가 밝혀질 것으로 기대된다.

여성은 생리 후
일주일이 다이어트 적기

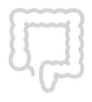

월경 전에는 체중이 늘기 쉬워 다이어트 효과를 보기 어렵다

여성은 월경 전후로 체중이 변화하기 쉬운 경향이 있다. 대체로 월경 전에는 체중이 증가하기 쉬운데 그 이유는 부종과 식욕이다. 월경 전에는 임신에 대비하여 몸이 수분과 당분을 저장하려고 한다. 그래서 수분을 평소와 같이 섭취해도 붓고, 평소보다 식욕이 더 당겨서 무심코 먹는 양이 늘어난다.

다이어트 중이라면 월경 전에 체중이 줄어들지 않아도 걱정하지 말자. 오히려 무리한 다이어트는 금물이다. 생리 후 빈혈이 생기지 않으려면 간 등 철분이 많은 음식을 적극적으로 먹어야 한다.

다이어트 기회라고 할 수 있는 시기는 월경이 끝난 이후이다. 신진대사가 좋아지기 때문에 부기가 빠지고 지방도 잘 태울 수 있다. 에스트로겐(estrogen)이라는 여성호르몬의 분비가 증가하는 시기여서 기분이 안정되고 몸도 가볍게 느껴진다.

운동이나 다이어트에 집중적으로 힘을 쓸 절호의 기회라고 할 수 있다. 월경 후 일주일의 타이밍을 놓치지 말고 다이어트에 활용하자.

월경과 다이어트의 관계성

월경이 28일 주기인 경우 호르몬 분비량은 다음과 같다.
월경 직후 일주일 동안 호르몬 균형에 변동이 없어 다이어트에 최적이다.

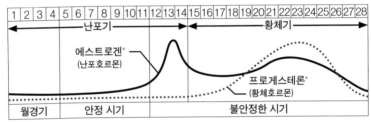

* 에스트로겐 : 임신하기 쉬운 상태로 몸과 마음을 정돈하는 호르몬
  프로게스테론 : 수정란을 착상하기 쉽게 하는 등 임신에 없어서는 안 되는 호르몬
* 타니타HP, 〈건강을 만드는 방법-여성 특유의 호르몬 균형과 다이어트〉로 작성.

좀 더 알아보기 memo

생리 중에 식욕이 증가할 때 피하는 게 좋은 음식은?

케이크, 초콜릿, 튀김 등 지방이 많은 음식은 여성호르몬 대사와 관련된 간 기능을 저하시킨다. 고기의 지방이 생리통을 악화시킬 수도 있으므로 살코기나 간 등 지방이 적은 부위를 먹자.

내장지방을 줄이는
'의자에 앉는 법'

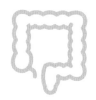

올바른 자세로 기초대사가 올라간다

업무상 하루의 대부분을 앉아서 보내는 사람이 많은데, 앉아 있는 자세가 건강에 좋지 않다는 것은 널리 알려져 있다. 앉아 있는 자세는 몸에 나쁜 영향을 끼쳐서 비만의 원인이 된다.

'하루에 앉아 있는 시간이 11시간 이상인 사람은 4시간 미만인 사람보다 사망 위험이 40%나 높다'라는 조사 결과도 있다. 오래 앉아 있으면 혈액순환이 나빠지고 비만이나 생활습관병으로 이어진다. 비만 방지, 생활습관병 예방을 위해서라도 서서 활동하는 습관을 들이고 앉는 방법도 궁리해봐야 한다.

앉을 때 신경 써야 할 것은, 등받이에 기대지 않고 척추를 똑바로 편 자세를 유지하는 것이다. 인간의 머리는 성인 평균 약 5kg으로 무게가 상당하다. 일직선으로 머리를 지탱하는 자세라면 몸 전체로 그 무게를 받칠 수 있다. 그런데 등받이에 기대면 머리가 앞으로 나오는 형태가 되어 목과 어깨에 부담이 커진다. 그러면 어깨 결림이나 목 결림 등이 생기고 신진대사도 나빠져 몸 전체에 악영향을 끼친다.

또 등받이에 기대지 않고 올바른 자세로 앉으면 체간(몸통)이 단련된다. 체간은 몸의 내부 근육으로 기초 신진대사를 올려준다. 올바른 자세로 앉는 것만으로 다이어트 효과를 볼 수 있다.

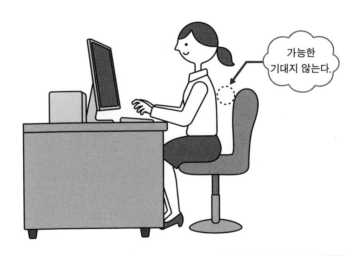

좀 더 알아보기 memo

올바른 자세로 앉아서 체간을 단련하면 변비도 해소된다

자세가 나쁘면 내장의 움직임이 압박된다. 변비로 고생하는 사람은 올바른 자세로 앉아서 체간을 단련해보자. 변비 해소 효과를 기대할 수 있다. 골반으로 이어지는 복부 근육도 강화되므로 내장 운동이 활발해진다.

굽은 등을 치료하면
지방간 예방으로 이어진다

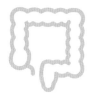

지방간 외에도 어깨 결림, 두통, 경추 탈장의 원인이 된다

올바른 자세로 앉으려고 해도 어느새 고양이처럼 등이 굽어지곤 한다. 우선 굽은 등이 왜 안 좋은지를 알아야 한다.

굽은 등은 혈액순환을 악화시켜 혈압을 상승시킨다. 또한 내장을 압박하기 때문에 소화기관의 기능도 악화된다. 폐활량도 떨어져 숨 쉬기도 힘들어진다. 이렇게 단점이 많은 굽은 등을 방치하면 지방간이나 생활습관병의 요인이 된다.

그뿐만 아니라 본래는 똑바로 서 있는 목뼈가 앞으로 기울어지기 때문에, 목이나 어깨의 혈액순환이 원활하지 않아 어깨 결림이나 두통을 일으키며, 이는 곧 경추 탈장으로 이어진다.

굽은 등을 고치는 데 도움되는 것은 허리 스트레칭이다. 등에 있는 광배근, 승모근 등의 근육을 스트레칭하여 뭉치고 굳은 근육을 풀어준다.

사람이 고양이처럼 등이 굽는 원인 중 하나가 책상에 앉아서 일하기 때문이다. 컴퓨터 모니터에 집중해 상반신을 구부리면 등이 굽어진다.

책상에 앉아 일하지 않는 사람도 장시간 똑같은 자세로 스마트폰을 사용하면 등이 굽어지기 쉽다. 굽은 등을 고치고 싶다면 생활습관을 재검토하는 것이 중요하다.

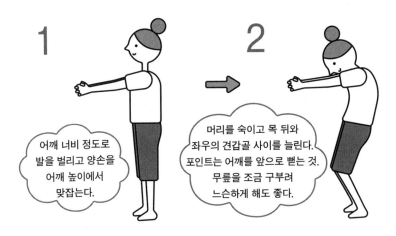

굽은 등 개선을 위한 스트레칭

1
어깨 너비 정도로 발을 벌리고 양손을 어깨 높이에서 맞잡는다.

2
머리를 숙이고 목 뒤와 좌우의 견갑골 사이를 늘린다. 포인트는 어깨를 앞으로 뻗는 것. 무릎을 조금 구부려 느슨하게 해도 좋다.

좀 더 알아보기 memo

자세가 나쁘면 자기도 모르는 사이에 '숨은 산소 결핍'이 된다

자신도 눈치채지 못하는 사이에 호흡이 얕아져 체내에 섭취하는 산소의 양이 줄어드는 것을 '숨은 산소 결핍'이라고 한다. 굽은 등과 같이 나쁜 자세는 숨은 산소 결핍의 원인이 된다. '굽은 등 개선 스트레칭'으로 이를 예방하자.

식후 즉시 걸으면
혈당치가 치솟는 것을 막는다

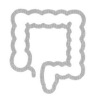

식사로 올라간 혈당치 낮추는 법

식후에는 혈당치가 오르는데, 곧바로 운동하면 억제할 수 있다. 이것은 '올라간 혈당치를 낮추는' 것이 아니라 '처음부터 혈당치가 올라가지 않도록' 하는 것이다. 식후에 곧바로, 혈당치가 올라가기 전에 운동하는 것이 중요하다.

이전에는 식후에 쉬어야 소화가 잘된다는 것이 상식이었다. 그러나 이 낡은 상식을 믿었다가는 혈당 스파이크를 일으켜 살이 찐다. 그렇다고 격렬한 운동을 할 필요는 없다. 1분간 스쿼트를 하거나 20분 걷기와 같이 몸을 조금 움직이는 정도로 충분하다. 중요한 것은 '식후 혈당 스파이크'를 막는 것이다.

걸을 때는 척추를 똑바로 편 자세로 걷자. 등이 굽어 있으면 팔을 충분히 움직이면서 걷기 어렵다. 자연스럽게 팔을 움직이고 있는지를 의식하며 걷는 것이 요령이다.

걷는 속도는 조금 빠른 것이 좋다. 평소 보폭보다 10cm 정도 넓히면 자연스럽게 속도를 올릴 수 있다. 시간은 15~20분을 목표로 한다. 세끼 식사 후에 운동을 한다면 하루 8천 보 정도를 목표로 하면 좋다.

운동 효과가 올라가는 걷기 자세

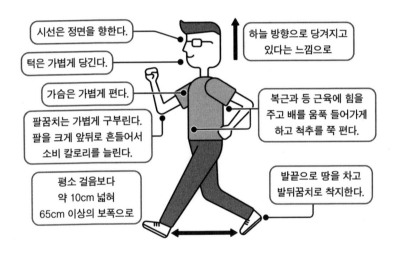

좀 더 알아보기 memo

자신에게 맞는 신발을 신으면 걷기 효과가 더욱 올라간다

걷기를 습관화하고 싶으면 맘에 드는 신발을 착용하자. 발에 꼭 맞는 신발을 고르는 것이 가장 중요하다. 길이뿐만 아니라 폭도 딱 맞춘다. 발뒤꿈치 부분은 어느 정도 딱딱한 편이 좋다.

기초대사를 높이는
일상의 습관

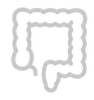

기초대사를 높이면 활력을 유지할 수 있다

기초대사는 호흡하거나 심장이 뛰는 등 생명을 유지하는 데 최소한으로 필요한 에너지대사를 말한다. 기초대사가 높으면 에너지를 많이 사용하기 때문에 살찌기 어렵고 노폐물이 몸에 쌓이지 않아 활력을 유지할 수 있다. 다이어트에는 기초대사가 중요하다.

기초대사는 10대 후반에 정점을 찍고 이후부터 점차 떨어진다. 하지만 나이가 들어도 기초대사가 높은 사람들이 있는데 비결은 생활습관이다.

기초대사를 높이기 위한 습관 중 하나는 아침 스트레칭이다. 아침에 일어나 스트레칭을 하면 혈액순환이 좋아져서 몸이 깨어나며 활기차게 활동을 시작할 수 있다. 일어나자마자 물 한 잔을 마시는 습관도 기초대사를 올려준다. 수면 중에 부족해진 수분을 보충하면 몸의 구석구석까지 혈액순환이 잘 이루어져 활기를 높인다.

이때 찬물 대신 끓인 물을 마시면 위장이 따뜻해져 내장의 기능이 활발해진다. 그 외에도 균형 잡힌 식사를 하고, 적당한 강도로 운동하고, 매일 밤 욕조에 몸을 담그고, 꾸준히 수분을 섭취하는 습관을 들여보자.

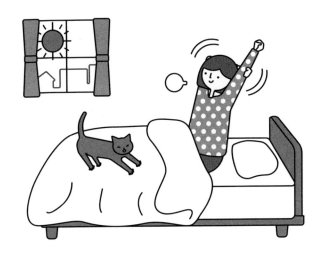

좀 더 알아보기 memo

기초대사가 너무 좋으면 살찌고 싶어도 살찔 수 없다?

기초대사가 높을 때의 단점은 없다. '살찌고 싶은' 사람은 빼고 말이다. 기초대사가 높은데 살찌고 싶은 경우, 섭취 칼로리가 아니라 당질을 늘려야 한다. 식이섬유가 많은 현미밥과 전립분 빵이 좋다.

출퇴근, 근무 중에도 가능한
간단 운동

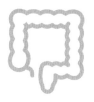

제2의 심장 '종아리' 운동으로 혈액순환을 개선한다

지방을 줄이는 데 가장 효과적인 것은 당질 오프 식생활이다. 매일 운동으로 몸을 움직이는 습관을 들이면 그 효과는 더욱 높아진다. 바빠서 운동할 시간이 없는 사람도 '언제 어디서나 쉽게 할 수 있는 동작'으로 운동 습관을 들일 수 있다.

업무, 출퇴근, 집안일 중에 틈틈이, 장소에 구애받지 않고 할 수 있는 것이 '발뒤꿈치 올리고 내리기 운동'이다. 벽, 테이블, 손잡이 등을 붙잡고 발뒤꿈치를 올렸다 내리기만 하면 된다. 시간은 1~5분을 1세트로 하루에 3세트 정도가 이상적이다.

이 운동의 포인트는 종아리다. 하반신의 혈액을 심장 방향으로 보내는 역할을 담당하는 종아리 근육이 펌프처럼 작용하여, 다리 혈관의 혈액을 중력에 반하여 아래에서 위로 보낸다. 몸 구석구석 고스트 혈관이라고 불리는 모세혈관까지 혈액을 보내 신진대사도 높아진다.

발뒤꿈치를 올리거나 내리면 종아리 혈관이 압박과 이완을 반복해서 혈액순환이 원활해진다. 혈액 순환을 개선해서 지방을 연소하기 쉬운 몸으로 바꿔나가자.

고스트 혈관(손상된 모세혈관) 체크리스트

☐ 식사량이 많습니까?
　그렇지 않다=0점　　　그렇다=1점　　　매우 그렇다=2점

☐ 욕조에 몸을 담그는 편입니까?
　담근다=0점　　　거의 담그지 않는다=1점

☐ 목이 자주 마릅니까?
　아니오=0점　　　네=1점　　　자주 마르다=2점

☐ 운동을 하고 있습니까?
　매일=0점　　　주 3회 정도=1점　　　전혀 하지 않는다=2점

☐ 흡연을 하고 있습니까?
　하지 않는다=0점　　　한다=1점

☐ 고혈압 진단을 받은 적이 있습니까?
　없다=0점　　　있다=1점

☐ 낮에 졸음기를 느낍니까?
　느끼지 않는다=0점　　　가끔 느낀다=1점　　　전혀 느끼지 않는다=2점

고스트 혈관 위험　·7점 이상 : 높음　·5~6점 : 보통　·4점 이하 : 낮음

좀 더 알아보기 memo

종아리가 당기면 천천히 늘려보자

발뒤꿈치를 올렸다 내리는 운동으로 종아리가 당길 때는, 앉아서 발가락을 위로 향하게 하고 무릎 뒤쪽이 바닥에 붙도록 천천히 부드럽게 늘려보자. 종아리가 당기는 원인은 근력 저하뿐만 아니라 냉기, 수분 부족 등 다양하다.

욕조 안에서 하는
자전거 타기 운동으로 지방 연소

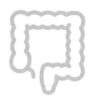

목욕 시간을 이용한 효율 좋은 운동

'운동하고 싶은데 땀 흘리는 게 싫다'는 사람에게 욕조 안에서 할 수 있는 운동을 소개한다. 욕조 안에서 운동하면 땀을 흘려도 곧바로 씻을 수 있다. 다리를 삐끗할 위험도 없고 몸도 따뜻해지므로 운동 효과도 좋다. 바로 '자전거 구르기 운동'이다.

욕조에 들어가 등 근육을 펴고 앉아 자전거를 구르듯 다리를 움직인다. '1분간 계속하고 30초 휴식'을 1세트로 하여 3세트를 한다. 이 운동의 장점은 따뜻한 물속에서 수압에 저항하며 에너지를 많이 소비할 수 있다는 것이다.

다만 자전거 구르기 운동은 현기증이 잦은 사람, 고혈압인 사람에게는 추천하지 않는다. 그런 사람은 욕조에 들어가기 전에 5~10분 가벼운 근육 트레이닝을 하자. 스쿼트와 플랭크 등을 추천한다.

자전거 구르기 운동 방법

1 양손을 욕조 턱에 올리거나 잡고 안정적으로 준비 자세를 취한다.

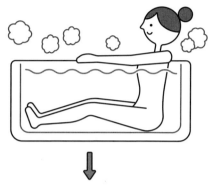

2 등 근육을 편 채로 자전거를 구르듯 한 발씩 움직인다.

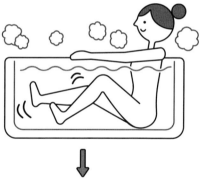

3 1회 1분을 1세트로 하고, 1세트마다 30초 휴식하고 3세트를 실시한다.

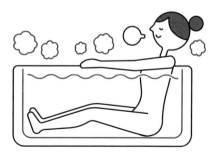

지방간의 원인
치주병을 예방하는 구강 관리

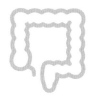

치아와 구강 건강은 전신 건강으로 이어진다

지방을 줄이기 위한 습관으로 양치질도 잊지 말자. '치아와 지방이 어떤 관계가 있지?'라고 의아해할지도 모르겠다. 치아와 구강 관리에 소홀하면 지방간 등 다양한 질병을 일으킬 수 있다. 치주질환의 원인인 '치주균'은 지방간, 당뇨병, 심근경색, 뇌경색의 원인이 되므로 구강 관리는 전신 건강에 중요하다.

양치질은 최소 1일 2회 실시한다. 가장 좋은 타이밍은 아침 기상 직후와 저녁 취침 전이다. 아침의 양치질은 잠자는 동안 증식한 박테리아를 없애는 목적이다. 양치질 전에 아침 식사를 하면 입속의 세균을 삼켜버리므로 반드시 아침 식사 전에 양치질을 하자.

저녁의 양치질은 식사 중에 쌓인 치태(플라그)를 제거하는 목적이다. 취침 시간이 길기 때문에 치주균의 먹이가 되는 치태를 방치하면 증식할 가능성이 높다.

구강 관리에서는 타액도 중요하다. 타액에는 입안의 더러움을 씻어내는 기능이 있다.

타액이 적은 '드라이 마우스' 상태는 치주병, 충치, 구취 등의 원인이 될 수 있다. 타액이 적다고 생각될 경우 턱 바로 아래를 마사지하면 타액이 나온다.

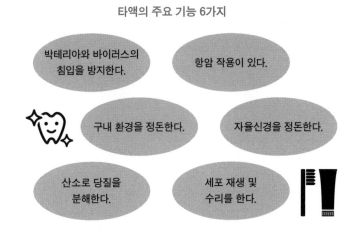

타액의 주요 기능 6가지

박테리아와 바이러스의 침입을 방지한다.

항암 작용이 있다.

구내 환경을 정돈한다.

자율신경을 정돈한다.

산소로 당질을 분해한다.

세포 재생 및 수리를 한다.

좀 더 알아보기 memo

칫솔모가 플라그를 제대로 제거할 수 있도록 1개월마다 교체한다

칫솔은 약 1개월을 기준으로 교체하자. 칫솔모의 끝이 퍼져 있으면 플라그를 제대로 제거할 수 없으므로 새로운 칫솔로 바꾸자.

아름다운 몸을 위한 **마키타 젠지** 명언

오래도록 중요하게 여겨진 것은
타고난 몸보다 지성이다.
따라서 식사는 가장 중요한 교양이다.

제 7 장

당질 & AGE 오프에
좋은 식재료

음식과 조리법을 조심하면 내장지방을 간단하게 줄일 수 있다.
내장지방을 줄이는 데 도움되는 식재료를 추천한다.

내장지방을 줄이는
식사법

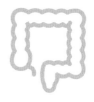

식재료를 제대로 골라 항상 식사 만족도를 높이자

당질 오프, AGE 오프를 실천하려면 무엇보다 식재료 선택이 중요하다.

'다이어트 식단'이라고 하면 맛없을 것이라고 여기기 쉽다. 그러나 식재료를 제대로 알고 선택하면 충분히 맛있는 다이어트 식단을 차릴 수 있다.

주의할 것은 식사량과 요리법이다. 아무리 몸에 좋은 재료라도 너무 많이 먹으면 악영향을 끼친다.

또 고온에서 오랜 시간 요리하면 AGE가 증가하고, 간장과 된장 등은 AGE가 함유되어 있으니 조금만 사용하자.

그럼 이제부터 고기, 해산물, 콩식품, 채소를 중심으로 안심하고 먹을 수 있는 식품은 무엇인지, 먹을 때 주의할 점은 무엇인지 등을 살펴보자.

이 책을 참고해서 직접 식재료를 선택해보자.

당질 제한 때는 단백질을 듬뿍 섭취하는 것이 중요하다

기존의 다이어트에서는 칼로리가 높은 고기류를 피하는 것이 상식이다. 하지만 당질 오프에서는 고기나 달걀 등의 동물성 단백질은 섭취해도 된다.

단백질을 충분히 섭취하면 체내에서 당질을 만들어내므로, 따로 당질을 섭취할 필요 없다. 육류는 몸에 필요한 성분이 풍부하므로 건강을 위해서도 듬뿍 먹자.

소고기는 대사에 필수적인 철분을 함유하고 있다. 돼지고기에 들어 있는 비타민B1, 닭고기에 들어 있는 이미다졸 디펩타이드(imidazole dipeptide), 달걀에 들어 있는 8종의 필수아미노산은 모두 피로 해소 효능이 있다. 특히 양고기의 카르니틴(carnitine)에는 지방 연소 효능이 있어서 다이어트의 든든한 아군이다.

달걀은 비타민C와 식이섬유 외에 사람이 건강을 유지하는 데 필요한 영양소가 모두 들어 있는 완전식품이니 다양한 요리에 활용해보자.

고기나 달걀과 같이 동물성 단백질이 들어 있는 해산물도 당질 오프 식재료로 문제없으니 적극적으로 먹어도 된다.

해산물의 단백질은 소화 흡수가 잘된다. 그뿐만 아니라 양질의 지방도 들어 있다. 해산물에 들어 있는 지방(EPA, DHA)은 혈액 속 중성지방을 줄여주므로 지질이상증 발병 위험성이 높은 사람에게 특히 좋다.

콩식품이나 채소는 고기, 달걀, 해산물과 함께 먹는다

'다이어트 중에는 가볍게 먹어야 좋으니 단백질은 콩식품이나 낫토로 섭취하고 채소를 많이 먹어야 한다'고 생각하는 사람들이 대부분일 것이다.

물론 콩식품이나 채소도 먹어야 하지만 당질 제한 식생활에서는 보조적인 역할에 불과하다.

콩식품은 저당질, 고단백질에 식이섬유도 풍부하다. 그러나 동물성 단백질에 비하면 인체 흡수율이 낮고 필수아미노산 종류도 적다. 콩식품을 먹을 때는 고기, 달걀, 생선 등과 함께 조리하자. 콩식품은 다양한 요리에 활용할 수 있어서 당질 제한 식사가 더 즐거워진다.

단백질을 에너지로 바꾸려면 비타민과 미네랄이 필요하다. 장운동을 촉진하는 데는 식이섬유가 필요하다. 채소에는 고기와 해산물로는 충당할 수 없는 영양소가 함유되어 있다.

채소만으로 식단을 구성하는 것이 아니라 단백질과 함께 먹으면 좋다.

당근, 감자, 옥수수 등 당질이 많은 채소와 뿌리채소보다 잎채소나 버섯류를 고르는 것이 핵심이다.

대체 주식으로 과도한 스트레스를 방지한다

당질 제한에서 가장 먼저 삼가야 할 것은 빵, 라면, 파스타, 우동, 메밀국수 등 탄수화물 주식이다.

하지만 평소 즐겨 먹던 탄수화물을 단번에 끊어버리면 스트레스가 쌓인다. 무리한 다이어트는 오래 지속할 수 없으므로 '대체 주식'을 시도해보자.

대체 주식이란 탄수화물이 함유되지 않은 식재료로 바꾸는 것이다. 예를 들어 면류나 흰쌀밥이 먹고 싶을 때 콩비지를 먹는다. 외형과 식감이 비슷한 것을 먹음으로써 스트레스에 의한 폭식을 막을 수 있다.

탄수화물을 먹으면 절대 안 되는 것은 아니다. 당질은 단순 당질, 소당류, 복합 당질 등으로 나뉜다. 그중에서 소화 흡수가 빠르고 혈당치를 높이기 쉬운 단순 당질을 제외하면 된다.

식사할 때 주스 같은 달달한 음료는 피하자. 맥주도 당질이 높으므로 좋지 않다.

음료는 차가 좋다. 당질을 과잉 섭취하면 혈액 속 중성지방이 증가한다. 차에는 중성지방을 줄이는 효능이 있다. 녹차의 카테킨(catechin), 우롱차의 폴리페놀 등이 중성지방을 줄여준다. 그 밖에 두충차, 가바차, 루이보스차도 추천한다.

아미노산 점수 100점
닭고기

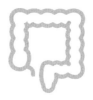

우등생 닭고기로 건강한 몸을 만든다

아미노산 점수란 식품의 단백질이 어느 정도 양질인지를 표시한 것이다. 닭고기는 아미노산 점수가 100점인 우등생이다. 닭고기의 단백질을 구성하는 아미노산 전부가 필수아미노산이다.

동물성 단백질은 LDL(나쁜) 콜레스테롤을 늘리는 경우가 있다. 그런데 닭고기는 지방분이 적은 데다 불포화지방산인 올레인산이나 리놀산에는 LDL 콜레스테롤을 줄이는 효능이 있다. 또 고기를 먹으면 대장암 발병 위험이 높아진다. 그러나 닭고기의 섭취는 대장암의 위험성과는 무관하다는 것이 국립암연구센터의 연구로 밝혀졌다.

닭고기에는 비타민B군이 다량 함유되어 있고 피로 해소나 항산화 작용이 있는 '이미다졸 디펩타이드'도 풍부하다. 특히 닭가슴살에는 이미다졸 디펩타이드의 일종인 카르노신(carnosine)이 함유되어 있다.

카르노신은 매우 강한 항산화 작용을 하는 물질로 노화 물질인 AGE를 억제하는 효과가 상당히 크다. 닭가슴살을 섭취함으로써 몸속의 활성산소와 노화 물질을 제거하고 건강한 몸을 유지할 수 있다.

주요 식품의 아미노산 점수

식품	점수	식품	점수
흰쌀밥	56	달걀(전란, 날것)	100
현미밥	67	카망베르 치즈	100
식빵	33	브로콜리(날것)	76
호밀빵	44	시금치(삶은 것)	97
우동(삶은 것)	31	연어(날것)	100
아몬드(건조한 것)	47	돼지등심(비계 붙음, 구운 것)	100
콩(삶은 것)	100	소고기 설도	100
두부	100	닭가슴살(껍질 없음, 구운 것)	100

※ SD피트니스, 〈아미노산 점수가 높은 것을!〉로 작성

좀 더 알아보기 memo

미국인이 감기 걸렸을 때 먹는 치킨 수프는 합리적인 영양식

닭고기의 성분은 수프로 만들어도 파괴되지 않고 물속에 녹는다. 그러므로 닭고기를 수프로 섭취하는 것도 좋다. 특히 치킨 수프에 함유된 카르노신이 항산화 작용으로 면역력을 향상시킨다. 채소도 함께 섭취하면 완벽하다.

비타민B₁의 함유량이 가장 높은 돼지고기

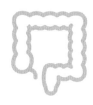

돼지고기는 피로 해소와 노화 예방에 효과적이다

돼지고기에는 비타민B₁이 소고기와 닭고기의 10배 이상 들어 있는데, 모든 식품 중에서도 가장 많은 함유량을 자랑한다.

비타민B₁은 노화 예방, 피로 해소 효과가 높고, 당화를 억제하여 체내에 AGE가 발생하는 것을 막아준다. 또한 섭취한 당질을 에너지로 변환할 때 쓰이므로 비타민B₁이 부족하면 에너지로 소비되지 못한 당질이 피로물질인 유산으로 축적된다. 그뿐만 아니라 기억력 저하, 불안, 우울감 같은 정신적인 면에도 크게 영향을 미친다.

돼지고기에는 비타민B₆나 아연도 많이 함유되어 있다. 비타민B₆는 AGE 억제, 피부나 머리카락 건강에 효과적이고, 아연은 활성산소 제거, 면역력 향상, 탈모 예방 효능이 있다.

게다가 돼지고기는 아미노산 점수가 100점인 육류이다. 올레인산도 풍부해서 근육 증강, 면역력 향상, 노화 예방 등 다양한 효과를 기대할 수 있다.

돼지고기를 먹을 때는 비타민B1의 흡수를 도와주는 알리신이 함유된 마늘이나 양파를 같이 먹으면 좋다. 또 아연 흡수율을 높여주는 비타민C가 함유된 레몬이나 채소류와 함께 먹는 것도 추천한다.

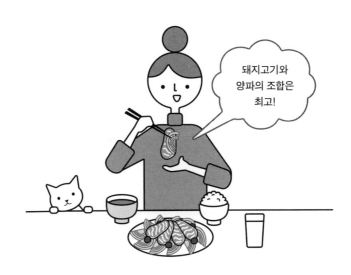

돼지고기와
양파의 조합은
최고!

필수아미노산이
골고루 함유된 소고기

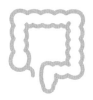

필수아미노산을 균형 있게 포함한 육류 우등생 소고기

소고기도 아미노산 점수가 100점이다. 가장 큰 장점은 인간의 몸에서 만들 수 없는 필수아미노산이 균형 있게 포함되어 있다는 것이다.

또 LDL을 줄이고, 면역력을 향상시키는 올레인산은 닭고기나 돼지고기보다 더 풍부하다. 에너지대사에 필요한 비타민B군도 함유되어 있어 노화 예방 효과도 기대할 수 있다.

또한 소고기에 함유된 비타민B12와 철분에는 조혈 효과도 있다. 빈혈인 사람은 정기적으로 소고기를 섭취하는 것이 좋다. 아연도 풍부하므로 항산화 작용도 기대할 수 있다.

소고기는 이점도 많지만 자주 먹으면 대장암 등의 발병 위험이 높아진다. 그러므로 기본적으로는 생선, 돼지고기, 닭고기를 번갈아 먹고 소고기는 한 달에 한 번 정도 먹는 것이 좋다.

생선과 육류는 번갈아 먹는다

POINT	생선과 닭고기는 교대로! 일주일 단위라면 생선을 4회, 닭고기를 2회, 돼지고기를 1회 소고기는 돼지고기 대신 한 달에 한 번 먹기!

	월	화	수	목	금	토	일
1주 차	생선	닭고기	생선	닭고기	생선	돼지고기	생선
2주 차	닭고기	생선	닭고기	생선	돼지고기	생선	닭고기
3주 차	생선	닭고기	생선	소고기	생선	닭고기	생선
4주 차	닭고기	생선	돼지고기	생선	닭고기	생선	닭고기

육류는 조리 방법에도 주의해야 한다. 고온에서 조리하면 AGE가 늘어나므로 튀기거나 굽는 것을 피하고 찌거나 끓이는 100도 이하의 조리법을 선택한다. 돼지고기나 소고기는 샤부샤부로, 닭고기는 찜이나 수프, 소고기는 육회로 먹는 것이 좋다.

양질의 지방이 많이 함유된
'등 푸른 생선'

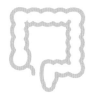

등 푸른 생선을 매일 먹으면 혈액순환과 뇌가 활발해진다

'등 푸른 생선'이란 전갱이, 정어리, 꽁치, 고등어와 같이 등이 푸르스름한 생선을 지칭하는 말이다. 등 푸른 생선에는 EPA와 DHA라는 양질의 지방(지방산)이 함유되어 있다. 아미노산 점수도 100점이니 적극적으로 섭취하자.

등 푸른 생선에 풍부하게 함유된 EPA와 DHA는 LDL 콜레스테롤을 줄이고 혈액을 부드럽게 하는 효과가 있어서 혈전 등에 따른 경색을 예방해준다. 또 DHA에는 다양한 질병의 원인이 되는 염증을 막는 효능도 있다.

EPA와 DHA에는 치매를 예방하는 효능도 있다. 또 등 푸른 생선에는 칼슘과 비타민B군도 풍부하다.

그 밖에 정어리와 고등어에는 피부를 매끄럽게 하는 비타민B2, 고등어에는 AGE를 억제하는 효능이 있는 비타민B6도 다량 함유되어 있다. 게다가 조혈 작용이 있는 비타민D도 정어리와 꽁치에 다량 함유되어 있다.

생선은 구워서 먹는 것이 정석이지만 AGE가 늘어나고 기름이 빠져 지방산도 줄어들기 때문에 조리하지 않고 회로 먹는 것을 추천한다. 다만 등 푸른 생선은 전반적으로 빨리 상한다는 점을 주의하자.

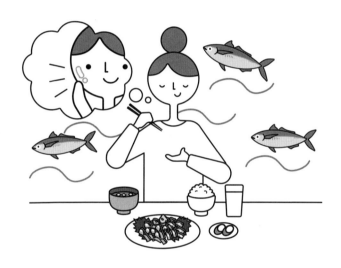

좀 더 알아보기 memo

칼슘을 섭취한다면 우유보다 등 푸른 생선을 추천

칼슘이라고 하면 보통 우유를 떠올리는데, 유당불내증이 있는 사람에게는 추천하기 어렵다. 그보다 비타민D도 풍부하게 들어 있고 칼슘 흡수가 쉬운 생선을 추천한다. 특히 뼈째 먹는 작은 물고기가 좋다.

식이섬유가 풍부한
찰보리

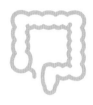

당질은 대폭 줄이고 식이섬유는 충분히

최근 건강식품으로 주목받고 있는 것이 '찰보리'다. 찰보리는 단백질, 칼슘, 철분, 칼륨, 비타민B1 등의 성분이 골고루 함유되어 있는 보리의 일종이다.

찰보리에는 식이섬유가 흰쌀밥의 약 25배 더 풍부하다. 특히 수용성 식이섬유인 베타글루칸(ß-glucan)이 핵심이다.

수용성 식이섬유는 대장에서 선옥균의 먹이가 되어 장내 환경을 개선하고 지방과 당분의 흡수를 억제하는 효능이 있다. 칼로리도 흰쌀밥의 절반이어서 당질 제한 식사에 든든한 아군이다.

찰보리는 흰쌀과 섞어서 밥을 짓는다. 처음에는 흰쌀 1컵에 찰보리 50g을 섞고, 익숙해지면 흰쌀과 찰보리를 반반씩 섞어서 밥을 짓는다.

최근에는 뜨거운 물을 부어서 바로 먹는 인스턴트 찰보리, 샐러드 토핑으로 먹을 수 있는 찰보리 제품도 나와 있으니 적절히 활용하여 당질 오프 생활을 충실히 유지해나가자.

찰보리, 흰쌀밥, 현미, 밀의 성분 비교

건조한 상태에서 100g당 기준으로 측정한 수치

	찰보리	흰쌀밥	현미	밀
당질	65.2g	77.1g	71.3g	66.1g
칼로리	340kcal	342kcal	346kcal	329kcal
식이섬유	13g	0.5g	3g	12.2g
단백질	9.6g	6.1g	6.8g	6.7g

▶ 찰보리는 아침에 먹으면 점심까지 혈당치 급상승을 억제하는 효과가 지속된다.

※ TRN그룹, 〈주식인데?! 찰보리의 놀라운 다이어트 효과, 효능 : 1개월 먹어본 결과〉로 작성

좀 더 알아보기 memo

아침에 찰보리를 먹으면 점심까지 당질이 억제된다

찰보리의 베타글루칸이 당질의 흡수를 억제한다. 이 작용은 식사 후 몇 시간이나 지속된다. 아침에 찰보리를 먹으면 효과가 점심시간까지 계속된다. 1일 1회 먹는다면 아침이 가장 효과적이다.

노화를 늦추는
비타민B₆가 풍부한 참치

항산화로 미용 효과도 높은 참치와 가다랑어

참치와 가다랑어는 제철은 물론 1년 내내 마트에서 볼 수 있는 인기 생선이다. 둘 다 아미노산 점수 100점의 우수한 식재료이며 다양한 효능이 있다.

회유어인 참치와 가다랑어는 멈추지 않고 망망대해를 헤엄친다. 그 활동력의 근원이 피로 해소 성분인 이미다졸 디펩타이드이다. 특히 꼬리지느러미 근처 몸통에 이미다졸 디펩타이드가 풍부하니 이 부위를 먹으면 좋다.

또 등 푸른 생선과 마찬가지로 EPA, DHA, 올레인산 같은 지방산도 풍부하다.

그뿐만 아니라 피부 탄력 비타민이라고 불리며 미용 효과와 AGE 감소 효과가 있는 비타민B₆, 혈액 개선과 중성지방 분해 효과가 있는 나이아신(niacin)도 참치와 가다랑어에 풍부하다.

특히 참치는 미용 효과, 가다랑어는 항산화 작용이 뛰어나다.

가다랑어에는 간 기능을 높이고 인슐린 분비를 촉진하는 효능이 있는 타우린도 풍부하다. 타우린에는 혈압을 조정하고 콜레스테롤을 소비하는 효능도 있으므로 회나 다타키로 섭취하는 것이 좋다.

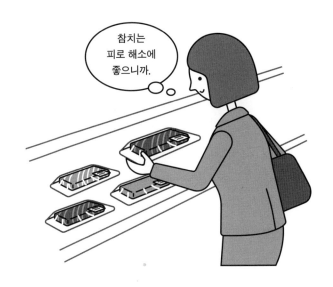

좀 더 알아보기 memo

좋은 참치회를 고르는 방법

육질이 맑고 붉은색을 띠는 참치를 고르자. 단면이 무지갯빛을 띤다면 시간이 경과했다는 증거이다. 썰어놓은 생선회는 줄무늬가 균등하게 나란하며 검은 반점이 없는 것을 고른다.

항산화 작용이 높은
연어

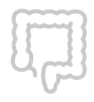

붉은 핑크빛의 유능한 식재료

연어의 몸통은 흰색이지만 '연어 핑크'라고 불리는 붉은 살을 가지고 있다. 이는 아스타잔틴(astaxanthin)이라는 색소를 가진 크릴새우를 먹기 때문이다. 아스타잔틴은 카로티노이드(carotenoid)라는 붉은 색소로 토마토의 리코펜(lycopene)이나 당근의 베타카로틴의 동료이다.

이 카로티노이드는 강력한 항산화 작용을 하는데, 특히 아스타잔틴의 항산화 작용은 비타민E보다 약 1천 배나 강력하고, 다른 카로티노이드에 비해 강력한 효과를 발휘한다.

카로티노이드는 동맥경화, 치매, 암의 예방, 피부 미용 효과, 면역력 향상 등 다양한 효능이 있다. 연어에는 DHA, EPA, 올레인산 등의 지방산도 풍부하고 칼슘의 흡수를 돕는 비타민D도 많이 들어 있다.

연어를 효율적으로 섭취하려면 통조림을 활용하는 것도 좋다. 된장이나 간장으로 조림을 하거나 양념을 발라 구우면 설탕과 소금을 과잉 섭취할 수 있으니 주의하자.

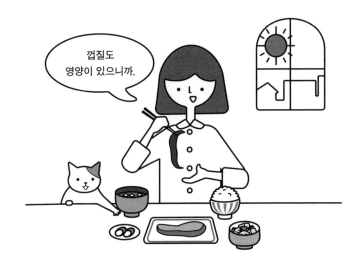

좀 더 알아보기 memo

버리기 쉬운 통조림 기름에는 영양 성분이 가득하다

캔참치 등을 요리에 활용할 때 칼로리가 신경 쓰여 기름은 따라내 버릴 것이다. 그러나 내장지방의 원인은 기름보다 당질이다. 통조림 기름에는 EPA와 DHA가 녹아 있으므로 버리지 말고 요리에 넣는 것이 좋다.

혈액을 건강하게 하는
바지락과 굴

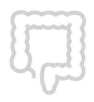

건강 유지와 증진에는 바지락과 굴을 추천!

조개류도 양질의 단백질이 많은데, 갯벌 조개잡이의 대표인 바지락과 '바다의 우유'라고 불리는 굴을 추천한다.

굴은 별명대로 영양가가 높다. EPA와 DHA 같은 지방산이 많고 비타민B12가 들어 있어 신경통 개선과 피로 해소에 도움이 된다.

굴에는 철이나 구리 같은 미네랄이 풍부하고 특히 아연의 함유량이 가장 많다. 아연은 신진대사를 촉진하고 항산화 작용과 면역력 향상도 기대할 수 있다. 아연 부족은 미각장애를 일으키므로 식사를 맛있게 즐기는 데 중요한 식재료이다.

한편 바지락에는 빈혈을 개선하는 철분과 적혈구의 생성을 돕는 비타민B12가 특히 풍부하여 건강한 혈액을 만들고 유지하는 데 도움된다. 칼슘이나 마그네슘도 많아 골다공증이나 생활습관병을 예방해주는 등 상당히 유익한 재료이다.

바지락과 굴은 둘 다 타우린이 아주 풍부하다. 타우린은 인슐린 분비를 촉진하여 혈당치를 조절하거나 피로 해소 및 체력을 증강하는 효과가 있다. 바지락과 굴을 적극적으로 먹으면, 건강한 몸을 유지해주는 비타민이나 미네랄을 섭취할 수 있다.

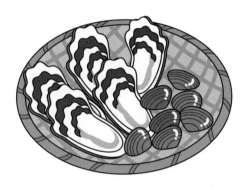

바지락은 껍질이 검고 윤기가 나며 무늬가 뚜렷한 것,
굴은 알맹이가 통통하고 검은 무늬가 진한 것이 좋다.

좀 더 알아보기 memo

'생식용'과 '가열용' 굴은 무엇이 다른가?

생식용과 가열용의 차이는 신선도가 아니라 포함된 세균의 차이다. 생식용 굴은 수확 후 살균수를 사용해 살균되고, 가열용은 수확 후 물로 씻어 즉시 출하된다. 따라서 신선함에는 차이가 없다.

당질 오프의
단점을 보완해주는 해조류

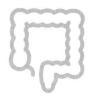

식이섬유를 충족하는 미끈미끈하고 끈적끈적한 해조류

당질을 줄일 때 문제가 되는 것이 식이섬유 부족이다. 쌀과 같은 주식(탄수화물)은 당질과 식이섬유로 이루어져 있기 때문에 당질을 끊으면 식이섬유 섭취량도 같이 줄어든다.

미역, 큰실말, 톳과 같은 해조류에는 당질이 거의 없고, 식이섬유가 수분을 흡수하여 팽창하는 성질이 있어 혈당치를 올리지 않고 포만감을 얻을 수 있다.

당질 오프 식사를 할 때는 우선 해조류 등의 식이섬유를 먹는 것이 좋다. 해조류에는 칼륨, 칼슘, 마그네슘, 요오드, 비타민K와 같은 미네랄도 다량 함유되어 있다.

식이섬유는 장운동을 원활하게 하고, 대장암의 위험을 낮출 뿐 아니라 장내 세균의 균형을 개선한다.

장내 세균이 선호하는 수용성 식이섬유는 다시마, 미역, 한

천 등의 해조류에 많이 포함되어 있다. 채소 등의 불용성 식이섬유를 함께 섭취하면 노폐물 배출이 쉬워지고 장내 환경을 양호하게 유지할 수 있다.

해조류에 함유된 주요 영양과 섭취 요령

영양	효과
알긴산	• 고혈압의 원인이 되는 나트륨을 배출한다. • 여분의 콜레스테롤을 배출한다.
후코이단	• 혈당치 상승을 억제한다. • 항암 효능이 있다.
칼슘	• 뼈와 치아를 만든다. • 정신의 흥분을 억제하고 안정시킨다.
요오드	• 에너지대사를 촉진한다. • 피부와 머리카락에 수분을 공급한다.

해조류의 영양을 효율적으로 섭취하는 요령

• 기름이나 식초와 함께 먹는다.
• 식사의 첫 순서로 먹는다.

좀 더 알아보기 memo

건강 효과가 높은 식재료 '미역귀'의 정체는 미역의 뿌리

미역귀는 품종이 아니라 미역의 포자엽 부분이다. 미역이 수중에 포자를 내보내고 번식하는 역할을 하는 주름 모양의 부위다. 미역귀만 떨어져 있는 것을 쉽게 볼 수 있는데, 주름진 상태로 판매하기도 한다.

화사한 색감에
항산화 효과가 있는 토마토, 당근

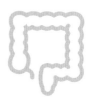

안티에이징 효과를 발휘하는 선명한 색소

식물의 붉고 노란 색을 내는 카로티노이드가 함유된 대표적인 채소가 토마토와 당근이다.

리코펜은 토마토의 붉은색을 내는 카로티노이드이다. 리코펜에는 활성산소의 발생을 억제하는 항산화 효과가 있어서 산화에 의해 일어나는 노화나 암을 예방하고 염증을 막아준다.

리코펜의 항산화 작용은 비타민E의 약 100배이다. 당근의 카로티노이드인 베타카로틴보다 약 2배 더 높다. 리코펜은 혈당치를 낮추고 피부의 회복을 촉진하며 악성 콜레스테롤을 억제해주기도 한다.

토마토에는 혈관을 튼튼하게 하는 케르세틴(quercetin)과 비타민C도 풍부하다. 당근에 들어 있는 베타카로틴은 체내에서 비타민A로 바뀌어서 항산화 작용을 하고 피부나 점막의 보호,

고혈압이나 암의 예방 등 나이가 듦에 따라 체내가 산화하면서 일어나는 질병들을 방지한다.

당근과 토마토에 들어 있는 알파리포산(alpha-lipoic acid)은 항산화 작용으로 AGE의 증가를 막아주므로 안티에이징 효과를 기대할 수 있다.

잎채소 → 과실채소 → 뿌리채소 순으로 당질이 많다

잎채소	과실채소	뿌리채소
브로콜리	토마토	당근
시금치	가지	감자
파	호박	무

좀 더 알아보기 memo

토마토 주스에 우유를 더하면 리코펜을 효율적으로 흡수

리코펜의 흡수가 가장 좋은 아침에 토마토 주스를 마시는 것이 가장 간편한 방법이다. 이때 우유를 함께 마시면 궁합이 좋아 칼슘도 섭취할 수 있고 흡수율도 올라간다. 다만 당질을 과잉 섭취하지 않도록 주의하자.

주목받고 있는
브로콜리와 양배추

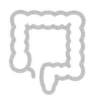

혈당치를 낮추어 노화와 성인병을 막는 아브라나과 채소

'비타민C 폭탄'이라는 요란한 별명이 있을 정도로 브로콜리
에는 비타민C가 풍부하다. 비타민C는 회춘, 피로 해소, 암 예
방, 항산화 작용을 한다. 또한 베타카로틴, 비타민E, 비타민K,
식이섬유가 풍부하며, DNA의 합성에 없어서는 안 되는 비타
민B 복합체로 임산부에게 필수인 엽산, 고혈압을 억제하는 칼
륨 등 유용한 영양소들이 많이 함유되어 있다. 또한 비타민B1,
B6 등 AGE를 방지하는 비타민B군도 풍부하다.

양배추에도 브로콜리와 똑같은 성분이 들어 있으며, 위장의
점막을 튼튼하게 해주고, 궤양을 예방하는 성분이 함유되어 있
다. 돈가스에 채 썬 양배추가 곁들여 나오는 것이 정석인데, 튀
김 기름으로부터 위장을 보호하는 효과가 있다.

브로콜리와 양배추의 효능은 또 있다. 둘 다 식욕 증진이나

혈액순환을 원활하게 하는 이소티오시아네이트(isothiocyanate)와 혈당치를 낮춰주는 설포라판(sulforaphane)이 함유되어 있다. 녹색 채소를 갈거나 씹는 과정에서 생성되는 것이 이소티오시아네이트이다.

설포라판은 합병증을 예방하는 효과가 있어 2형 당뇨병의 치료 효과를 기대할 수 있는 성분이다. 브로콜리의 새싹(스프라우트)에는 설포라판이 특히 많이 함유되어 있다.

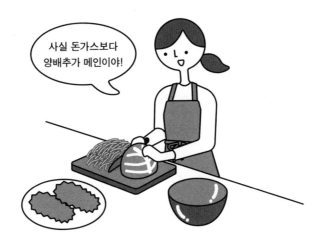

사실 돈가스보다 양배추가 메인이야!

좀 더 알아보기 memo

장식용 파슬리까지 알뜰살뜰 모두 먹어치우자

양식 요리의 장식으로 자주 쓰이는 파슬리는 비타민C, 비타민E, 비타민K가 풍부하다.

양파와 파를 손질할 때
눈물이 나게 하는 성분이 건강에 좋다

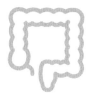

양파와 파는 당질의 대사도 촉진한다

양파를 썰다 보면 눈물이 나오는데, 그 이유는 '황화알릴(allyl sulfide)'이라는 물질 때문이다.

양파와 파에서 나는 독특한 향도 황화알릴 때문이다. 황화알릴은 항산화 작용, 해독, 암 예방, 콜레스테롤 저하, 혈액을 부드럽게 하는 효과가 있으며 냉증도 개선해준다.

당질의 대사에 필요한 비타민B1은 수용성이기 때문에 체내에 저장할 수 없다. 파와 양파에 함유된 황화알릴의 일종인 알리신은 불안정해서 곧바로 다른 성분으로 바뀌어버린다.

알리신과 비타민B1이 결합하면 알리티아민(allithiamin)이라는 안정된 물질이 되어 체내에 장시간 남을 수 있다. 알리티아민은 비타민B1과 같은 기능을 하며 피로 해소 효과가 크다. 그러므로 양파와 파는 비타민B1이 풍부한 돼지고기 등과 함께 섭취하는 것이 좋다.

양파에는 비타민B6, 비타민C, 칼륨 등도 들어 있다. 파는 식이섬유와 엽산이 들어 있고 특히 녹색 부분에는 카로틴과 비타민C도 풍부하다.

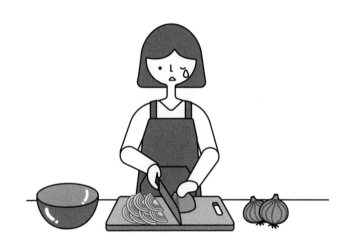

좀 더 알아보기 memo

겨울 시금치는 영양도 맛도 장어를 이긴다

시금치는 철분이 풍부할 뿐 아니라 겨울에는 색이 더 진하고 줄기가 굵으며 여름보다 비타민C의 함유량이 3배, 당분(단맛)이 9배 더 많다. 겨울 시금치가 더 좋다고 할 수 있다.

생강은 약효 덩어리

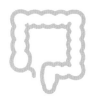

한약, 민간요법에서도 효능을 입증한 약효 성분의 집합체

오래전부터 생강은 세계 각지에서 약으로 사용되어 왔다. 생강이 의료용 한방재로 사용되는 비율이 70%가 넘는다.

핵심은 생강의 매운맛을 내는 성분인 '진저롤(ginggerol)'과 그것이 가열됨에 따라 변화한 '쇼가롤(shogarols)'이다.

쇼가롤은 당화를 억제하여 AGE가 축적되는 것을 막아주는 것 외에 항산화 작용이 특히 강하다. 또 가열 전의 진저롤에도 항산화 작용에 더해 면역력 향상, 혈액순환 촉진, 혈액을 부드럽게 하는 효능이 있다.

수프나 조림에 넣은 생강은 노화를 막아주고, 생강즙이나 초절임에 사용한 생강은 피로 해소나 체력 증진에 도움이 된다. 원하는 효능에 따라 조리법을 구분해서 사용하자.

생강은 특히 체온 상승 효과가 뛰어나다. 인체는 체온이 떨어지면 면역 기능도 떨어져 질병에 걸리기 쉽다. 간단히 구할 수 있는 생강은 면역력 유지에 없어서는 안 되는 식재료라고 할 수 있다.

생강의 약효 성분은 특히 껍질 바로 아래 풍부하게 들어 있으므로 껍질째 씻어서 요리에 사용하는 것이 좋다.

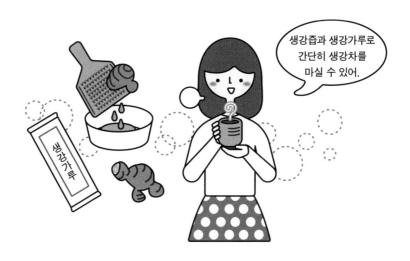

생강즙과 생강가루로 간단히 생강차를 마실 수 있어.

좀 더 알아보기 memo

건조하면 1년 내내 생강을 먹을 수 있다

생강을 햇볕에 말리면 영양가도 올라가고 상온에서 보관할 수도 있다. 먼저 생강을 깨끗이 씻어서 껍질째 얇게 잘라 소쿠리에 넓게 펴서 햇볕에 말리면 된다. 하루에 한 번 위아래를 바꿔주자. 말린 생강을 보관 용기에 넣어두고 사용한다.

아보카도와 키위는
중년에게 추천한다

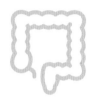

노화 예방에 탁월한 아보카도와 키위

아보카도는 '숲의 우유'라고 불릴 정도로 영양가가 높고, 지방이 많은 것으로 알려져 있다. 아보카도의 지방은 올레인산이나 리놀산과 같은 지방산이 중심이다.

올레인산과 리놀산은 혈액을 부드럽게 하여 동맥경화를 예방하고 콜레스테롤을 낮춰주는 효과가 있다.

아보카도는 면역 시스템을 강화하고, 회춘 효능이 높은 비타민E, 뼈를 건강하게 하는 비타민K, 염분 배출을 촉진하여 고혈압 예방에 좋은 칼륨, AGE를 방지하는 비타민B1과 B6도 많이 함유되어 있다.

노화가 신경 쓰이는 중장년에게 아보카도와 함께 추천하고 싶은 것이 키위다. 키위는 비타민E와 비타민C가 풍부하여 노화 예방과 피로 해소에 효과가 있다. 비타민B6와 칼륨도 아보카도 못지않게 풍부하다. 키위에는 단백질을 분해하는 효소도 있으므로 고기를 먹고 나서 디저트로 가장 잘 어울린다.

과일은 과당이 함유되어 있기 때문에 당질 오프 중에는 피해야 한다. 하지만 아보카도와 키위는 식이섬유가 풍부해 당질의 흡수를 억제해주므로 먹는 양에 주의하면 괜찮다.

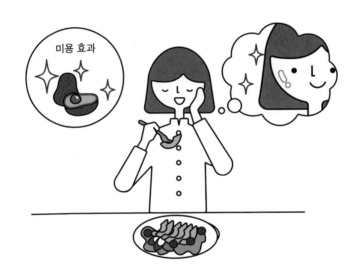

좀 더 알아보기 memo

아보카도 보존 방법

아보카도는 익어서 먹을 만해지면 비닐봉지에 넣어 5도 이상의 채소칸에 보관한다. 후숙이 된 아보카도는 4~5일 이내에 먹는 것이 좋다. 익지 않은 아보카도는 15~27도의 통풍이 잘되고 서늘하고 어두운 곳에 두고 3~5일 후숙한다.

당질 오프에 추천하는 과일

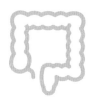

폴리페놀이 풍부한 블루베리

당질 오프 식생활 중에는 달달한 과일 섭취를 주저할지도 모른다. 확실히 블루베리도 과당이 들어 있으나 비교적 당질이 적어서 괜찮다. 무엇보다 블루베리를 먹었을 때 당질에 의한 단점 이상으로 이점이 많다.

블루베리에는 폴리페놀의 일종인 안토시아닌(anthocyanin)이 많이 함유되어 있는데, 이는 AGE를 줄여주고, 항산화 작용이 강해 피부 노화를 예방하는 효과도 뛰어나다. 안토시아닌은 레드 와인에도 많이 함유되어 있다. 프랑스인이 포화지방산의 섭취량이나 흡연율이 높은 데 비해 심혈관질환이 적은 비결이기도 하다.

또 안토시아닌은 시력 회복 효과도 기대할 수 있어서 눈의 피로 때문에 고민하는 사람에게도 효과가 있다.

블루베리에는 비타민C, 비타민E, 식이섬유, 미네랄 등도 많이 함유되어 있으므로 그대로 먹거나 요구르트에 넣어 먹는 것을 추천한다.

블루베리를 먹는 것뿐만 아니라 추출액을 피부에 발라도 AGE의 축적으로 생긴 주름, 피부 처짐, 잡티를 개선할 수 있다.

대표적인 폴리페놀과 효과

종류	주요 효과
안토시아닌	시력을 회복한다.
카테킨	혈당치 상승을 억제한다.
카카오 폴리페놀	혈압을 낮춘다.
루틴	모세혈관을 강화한다.
페룰산	갱년기 증상을 완화한다.
커피 폴리페놀	지방의 소비량을 높인다.
진저롤	혈액순환을 촉진한다.
커큐민	간 기능을 강화한다.

좀 더 알아보기 memo

블루베리는 냉동 보관하면 영양가가 올라간다

블루베리의 안토시아닌과 비타민은 냉동하면 파괴되기는커녕 껍질 세포가 죽어서 흡수가 더 잘된다. 신선한 상태에서 물기를 제거하고 냉동해두었다가 반해동하여 그대로 먹는 것을 추천한다.

당질 오프
스무디 만들기

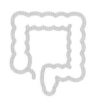

원재료 그대로 직접 만들어야 효과적

스무디는 채소와 과일을 갈아 만드는 음료이다. 일반적인 스무디는 달고 맛있지만 과당이 많아서 당질 오프에는 적합하지 않다. 원재료 그대로 넣어 당질 오프 스무디를 만들어보자.

당질 오프 스무디는 한 잔당 당질의 양을 20g 이하로 억제한 것이다. 시금치, 배춧잎 같은 잎채소에 오렌지 등의 과일을 조금 더해 단맛을 내는 식으로 당질을 조정한다.

당질 오프 스무디를 먹을 때는 몇 가지 주의할 것이 있다.

첫째, 만들자마자 바로 먹어야 한다. 시간이 지나면 산화가 진행되고 식이섬유가 파괴되어 영양가가 떨어진다.

둘째, 상온의 식재료로 만들어야 한다. 차가운 스무디는 체온을 떨어뜨리기 때문이다.

셋째, 꿀꺽 삼키지 말고 꼭꼭 씹어서 맛을 음미한다. 잘 씹는 것으로 포만 신호가 되는 히스타민이 분비되어 만족감을 얻을 수 있다.

당질 오프 스무디에 좋은 식재료

잎채소를 중심으로 하고 당질의 합계가 20g 이하가 되도록 단맛 있는 과일을 사용해도 좋다.

식재료	당질 양	식재료	당질 양
시금치	0.2g/50g	토마토	5.6g/150g
아보카도	0.4g/40g	노란 파프리카	2.7g/50g
샐러리	0.9g/50g	당근	3.2g/50g
브로콜리	0.2g/30g	바나나	8.6g/40g
멜로키아	0.1g/20g	키위	8.8g/80g
무조정두유	4.4g/150cc	딸기	7.1g/100g

※ ≪예쁘게 살 뺀다! 당질 오프 스무디≫(마키타 젠지)

스무디 만드는 법

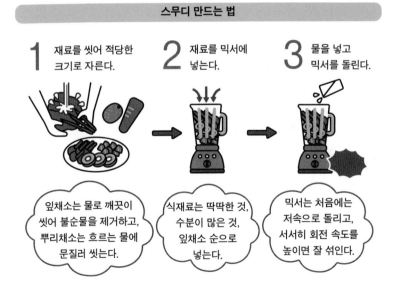

1 재료를 씻어 적당한 크기로 자른다.

2 재료를 믹서에 넣는다.

3 물을 넣고 믹서를 돌린다.

잎채소는 물로 깨끗이 씻어 불순물을 제거하고, 뿌리채소는 흐르는 물에 문질러 씻는다.

식재료는 딱딱한 것, 수분이 많은 것, 잎채소 순으로 넣는다.

믹서는 처음에는 저속으로 돌리고, 서서히 회전 속도를 높이면 잘 섞인다.

비타민D가 풍부한
버섯류

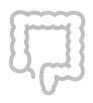

활용도도 다양하고 모든 암을 막아주는 버섯류

버섯류는 당질 오프의 강력한 아군이다. 표고버섯, 팽이버섯, 송이버섯 등에는 AGE를 방지하는 비타민B군이 풍부하게 들어 있을 뿐 아니라 베타글루칸이라는 다당체가 들어 있다. 베타글루칸은 대식세포를 활성화하고, 세균이나 바이러스에 대한 저항력을 높이며, 암이나 생활습관병을 막아준다.

그러나 버섯류의 영양소에서 가장 주목해야 할 것은 비타민D이다. 비타민D는 칼슘의 흡수를 촉진하고, 면역력을 향상하며, 암 예방 및 유전자 작용을 조정하는 효과가 있다. 국립암센터의 보고에 따르면 버섯류가 특히 암 예방 효과가 높아 암의 이환율을 20% 이상 낮춰준다고 한다. 또 비타민D의 혈중 농도가 높으면 간암, 유방암, 난소암 등 많은 암의 발병률이 억제된다.

비타민D는 햇볕을 받으면 체내에서 생성되지만 식품으로 섭취할 수도 있다. 건조한 목이버섯에는 100g 중 85.0㎍(마이크로그램), 표고버섯에는 17.0㎍의 비타민D가 들어 있다. 버섯을 잘 섭취하면 암을 예방할 수 있다.

비타민D 부족 체크리스트

☐ 외출이 적고 집에 있는 경우가 많다.
☐ 일이나 생활로 실내에 머무르는 시간이 길다.
☐ 운동은 실내에서 한다.
☐ 장보기나 쇼핑을 인터넷으로 한다.
☐ 업무로 저녁형 생활이 되었다.
☐ 직장이 역에서 곧바로 연결되어 있다.
☐ 여름에 외출할 때는 양산이나 모자로 온몸을 가린다.

하나라도 해당된다면 비타민D 부족에 주의!

좀 더 알아보기 memo

버섯을 물로 박박 씻으면 영양분이 물에 녹아버린다

버섯의 영양분은 물에 녹기 쉬우므로 꼼꼼하게 물로 씻을 필요는 없다. 요즘 버섯은 무균 상태로 재배되므로 밑동을 잘라내고 티끌을 털어버리면 된다. 그래도 걱정된다면 물로 살짝 씻자.

콩은 대표적인
양질의 단백질

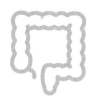

노화 예방에 다채로운 효과가 있는 대두

대두는 미국에서 '대지의 황금', 독일에서 '밭의 고기'라고 불릴 정도로 풍부한 단백질을 함유하고 있다. 대두는 체내에서 거의 100% 완전하게 이용할 수 있을 만큼 양질의 단백질을 함유하고 있고, 아미노산 점수도 100점으로 매우 우수한 식재료이다.

대두에는 비타민E 외에 이소플라본(isoflavone)이라는 성분도 풍부하다. 이소플라본은 지방이 견딜 수 없을 정도로 강한 항산화 작용이 있어 다이어트에 최적이다. 이소플라본은 암이 진행된 세포를 공격하는 'TNF-α(종양괴사인자)'를 적당한 양으로 조절해준다. TNF-α가 과잉 생성되면 정상적인 세포까지 공격하여 염증을 일으키는데 이소플라본이 이것을 막아준다.

낫토는 콩을 발효시킨 식품이지만 대두보다 건강 성분이 많

다. 낫토의 끈적끈적한 성분인 나토키나아제(nattokinase)는 혈
액을 부드럽게 하여 혈전을 막아준다. 혈전은 심야부터 아침에
생기기 쉬우므로 저녁 식사에 먹는 것이 좋다.

　두부는 저당질 고단백 식품이므로 주식 대신 먹기에 적합하
다. 대두로 만든 가공품을 잘 사용하면 당질 오프 식단을 다양
하게 구성할 수 있다.

대두로 만드는 주요 식품

원료	공정	제품	원료	공정	제품
대두	어두운 곳에서 발아	콩나물	볶음콩	갈기	콩가루
	발효(낫토균)	낫토	두유	짜기	비지
	여물기 전 수확	풋콩		응고	두부
	발효(국균)	된장		가열, 응고	유부
	볶기	볶음콩	두부	튀기기	콩기름
	삶기+여과	두유		동결+건조	타카노 두부

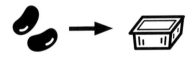

좀 더 알아보기 memo

풋콩 데치기는 착각? 영양적으로 추천하는 것은 '구운 콩'

삶은 완두콩은 대중적으로 인기가 있다. 하지만 완두콩을 삶으면 뜨거운 물
에 영양 성분과 맛이 녹아버린다. 소금을 뿌려 프라이팬에 뚜껑을 덮고 구
우면 영양 성분도 그대로 남고 맛도 몇 단계나 더 좋아진다.

보기 드문 우수한 식재료
달걀

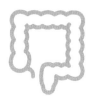

우수한 영양소를 많이 함유한 달걀

달걀은 비타민A와 비타민D, 마그네슘이 풍부하다. 이외에도 뇌를 활성화하는 콜린, 항산화 작용으로 노화 예방에 효과적인 메티오닌 등 다양한 성분이 들어 있다. 라이소자임(lysozyme)은 감기약 등에도 들어 있는 성분으로 세균을 파괴하는 용균 효능이 있다. 이처럼 달걀은 우수한 성분이 풍부한 식재료이다.

생달걀의 콜레스테롤이 신경 쓰일 텐데, 오랜 연구 결과에 의하면 체내 콜레스테롤의 90%는 간에서 생성되고, 음식으로는 10%에 불과하다. 콜레스테롤 수치가 높은 사람은 식사가 원인이 아니라 간에서 콜레스테롤을 만들기 쉬운 체질이기 때문이다.

콜레스테롤에 문제가 있는 사람이라면 달걀을 1~2일에 1개, 건강한 사람이라면 1일에 2~3개를 먹는 것이 좋다.

달걀은 날로 먹는 것이 좋다. 일본의 달걀은 세계적으로도 드물게 날로 먹을 수 있다. 반대로 해외에서는 보통 달걀을 날로 먹는 것은 식품 안전상 좋지 않다. 달걀 껍데기와 노른자의 색은 영양과 품질에 차이가 없다.

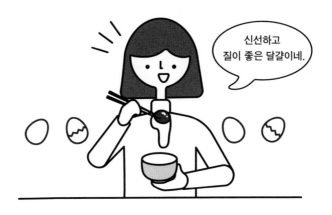

좀 더 알아보기 memo

유통기한이 지난 달걀을 먹어도 될까? 보관 요령은?

달걀은 껍데기가 있어서 보존이 잘되는 식재료이다. 유통기한이 며칠 지났다 해도 가열해서 먹으면 문제없다. 또 냄새가 강한 것과 함께 보관하는 것은 피하자. 달걀은 호흡하고 있기 때문에 냄새를 흡수하기 쉽다.

최강의 기름,
올리브오일

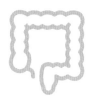

올리브오일이야말로 강력한 아군

당질 오프의 식생활을 하고 있어도 빵이나 파스타를 먹고 싶을 수 있고, 모임에서 그런 식당을 갈 수도 있다. 그럴 때는 올리브오일을 뿌려서 먹으면 좋다.

올리브오일은 당질의 흡수를 억제하는 효능이 있으므로 혈당치가 급격히 오르내리는 혈당 스파이크를 막아주어 혈관 손상을 피할 수 있다. 올리브오일에 풍부한 올레인산은 LDL(나쁜) 콜레스테롤을 낮추고 혈액을 부드럽게 해준다.

올리브오일은 항산화 작용과 AGE를 줄이는 작용에 의해 노화 예방에도 큰 효과가 있다. 특히 '하이드록시타이로솔(hydroxytyrosol)'이라는 성분은 뇌의 기능 저하를 막는 효능이 있어 뇌의 노화 방지에도 좋다. 피부 미용에도 좋아서 중년에 추천하는 오일이다.

올리브오일에는 엑스트라버진과 퓨어 두 종류가 있다. 엑스트라버진의 효과가 더 좋은데, 신선한 만큼 보관에 주의하자. 양질의 올리브오일은 가열하지 않고 그대로 섭취하는 것이 좋다.

올리브오일의 분류(국제올리브오일협회 규정)

분류	특징	비고
엑스트라버진 올리브오일	열매를 순수하게 여과한 것	국제올리브오일협회 기준으로는 엑스트라 아래로 파인, 오디너리, 랑팡테가 있다.
퓨어 올리브오일	엑스트라버진 올리브오일을 정제 및 블렌드한 것	국제올리브오일협회 기준으로는 올리브오일, 포마스올리브오일 두 종류가 있다.

좀 더 알아보기 memo

올리브오일, 국제 기준과 국내 기준이 다르다

보통은 엑스트라버진(EXV)과 퓨어 두 종류뿐이다. 국제올리브오일협회 기준은 더 세분화되어 있기 때문에 국제적으로는 엑스트라버진이 아닌 것도 국내에서는 엑스트라버진으로 판매할 수 있다.

당질 오프 식사에 곁들이면
AGE도 줄여주는 식초

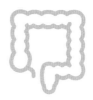

염분을 줄이는 데도 효과적인 식초의 파워

식초는 곡물, 과일 등을 발효시켜 만든 알코올을 아세트산으로 한층 더 발효해서 만든다. 이렇게 만들어진 아세트산과 구연산 성분이 대사를 활성화하여 음식물을 효율적으로 에너지로 바꿔준다.

식초는 활력 증강이나 피로물질인 젖산의 분해에 효과가 있다. 피곤할 때 신맛이 효과적인 것은 이 때문이다. 또한 식품 속 AGE를 줄이는 효능도 있으므로 당질 오프 식사에 식초를 더하면 AGE도 생성되지 않는다.

포도가 원료인 와인 식초(비네거)와 발사믹 식초에는 폴리페놀도 많아서 건강 효과를 더욱 기대할 수 있다. 식초는 염분 감소에도 효과적이어서 식초를 첨가하면 소량의 소금으로도 염분을 강하게 느낀다. 조미료로 사용하는 것도 좋지만 그대로 마시는 것도 효과적이다.

'마시는 흑초'와 같이 음료용 식초가 시중에 많이 나와 있다. 이런 음료는 마시기 좋게 인공감미료 등 당분이 첨가된 경우도 많으므로 주의가 필요하다. 당질을 관리하고 싶다면 보통의 식초를 탄산수에 섞어 마시는 것이 좋다.

주요 식초와 특징

종류	주요 특징
발사믹 식초	포도를 짠 즙을 그대로 장기간 숙성해 만든다. 이탈리아 특산 식초로 농도와 단맛이 있어서 디저트 드레싱이나 토핑으로 사용된다.
와인 식초	와인으로 만든 식초이다. 와인처럼 빨간색과 흰색이 있다. 붉은색 와인 식초는 조금 떫고 흰색 와인 식초는 신맛이 강하다.
화이트 식초 (알코올 식초)	무색 투명하고 식초 자체에 독특한 냄새가 적어 드레싱이나 피클 등의 가공용으로 쓰인다.
향식초	찹쌀, 수수, 조 등의 곡물로 만들어 독특한 향과 색이 있는 중국 식초이다. 최근에는 건강식품으로 주목받고 있다.

좀 더 알아보기 memo

식초는 인류가 만들어낸 가장 오래된 조미료

기원전 5000년 바빌로니아에서는 이미 과일로 술을 만들었다는 기록이 있고, 식초도 거의 같은 시기에 탄생했다. 식초는 인간이 만든 가장 오래된 조미료라고 할 수 있다.

노화를 막는
마법의 향신료

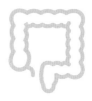

혈당치를 크게 떨어뜨리는 시나몬

요즘은 마트에서 다양한 향신료 제품을 만날 수 있다. 향신료는 한방재로 사용되는 것이 많을 정도로 AGE를 줄이는 효능이 있다.

시나몬(계피)은 녹나무과의 껍질을 발효해서 만든 향신료이다. 시나몬에 들어 있는 프로안토시아니딘(proanthocyanidin)이라는 성분은 혈당치를 크게 떨어뜨리는 효능이 있고, 항산화 작용, 살균 작용, 혈액순환 촉진 등 다양한 효과가 있다. 다만 시나몬을 과자나 디저트로 먹는 것은 피해야 한다. 당질을 섭취할 수 있기 때문이다.

향신료는 대량으로 섭취하지 않는 한 악영향이 드러나지 않으므로 무엇이 얼마나 작용하는지를 조사하기 어려우니 적극적으로 이것저것 사용해보자.

향신료를 많이 사용한 대표적인 요리는 카레다. 하지만 카레라이스는 당질이 많으므로 밥에 버무리기보다 뿌리는 소스 정도로 먹는 것이 좋다.

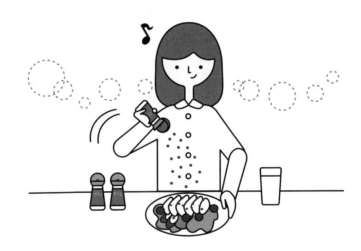

좀 더 알아보기 memo

향신료와 허브는 같을까, 다를까?

후추 같은 향신료와 바질 같은 허브는 사용법이 거의 같다. 유럽에서는 스스로 재배할 수 있는 것은 허브, 그럴 수 없는 것은 향신료로 구별한다.

폴리페놀이 풍부한
홍차, 녹차, 커피

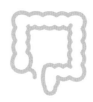

사망률과 당뇨병 발병률을 낮추는 커피

커피와 홍차 등 캔이나 페트병 음료에는 인공감미료가 들어 있으므로 다이어트를 할 때는 먹지 않는 것이 좋다. 커피와 차는 원두와 찻잎으로 직접 내려 먹고, 시판 음료는 성분을 제대로 확인하자.

홍차에 들어 있는 '홍차 폴리페놀'은 당화를 방지하고 녹차의 '녹차 카테킨'은 항암 작용이 있어서 AGE도 90% 이상 억제한다. 녹차는 티백을 우려 마셔도 좋지만 찻잎을 직접 마실 수 있는 가루 녹차가 제일 좋다.

커피에 들어 있는 '클로로겐산(chlorogenic acid)'은 항산화 작용이 높아서 커피를 일상적으로 마시는 사람은 사망률이나 당뇨병 발생률이 낮고, 동맥경화를 억제한다는 연구 결과도 있다.

커피, 홍차, 녹차는 건강 효과도 있지만 모두 카페인이 들어 있다. 과도한 카페인 섭취는 불면증이나 부정맥을 일으키므로 하루에 4~5잔 이상 마시지 않는 것이 좋다.

또 설탕은 끊고 우유도 가능하면 적게 마시자.

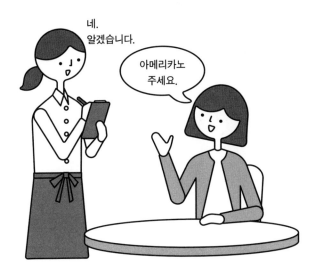

좀 더 알아보기 memo

시판용 '커피'는 세 종류로 나뉜다

캔이나 페트병으로 판매되는 커피는 생두 사용량에 따라 3가지 유형으로 나뉜다. 100g 중 생두를 5g 이상 사용한 것이 커피, 2.5~5g 미만이 커피 음료, 1~2.5g 미만이 '커피가 들어간 청량음료'로 분류된다.

마실수록 건강해지는 술, 와인

저당질에 폴리페놀과 미네랄이 풍부한 와인

술은 너무 많이 마시면 다양한 질병의 원인이 되지만, 적당량의 알코올은 혈당치를 낮추고 체온을 높게 유지하는 효과가 있다. 그러나 일본술, 맥주와 같이 당질이 높은 알코올은 혈당치 상승이나 당화 등을 일으킨다.

알코올의 종류는 다양한데 그중에서도 저당질인 데다 건강 효과가 좋은 것이 와인이다.

레드 와인의 원료인 포도의 껍질과 씨에는 폴리페놀이 많이 함유되어 있다. 레드 와인에 함유된 폴리페놀은 항산화 효능이 높고 동맥경화나 암을 예방하는 효과를 기대할 수 있다.

화이트 와인은 포도의 껍질과 씨를 제거하고 만들기 때문에 폴리페놀의 양이 레드 와인보다 적다. 그러나 화이트 와인의 폴리페놀은 흡수가 빠르고, 항산화 작용 속도를 높이는 장점이 있다. 화이트 와인에는 미네랄이 풍부해서 체내에 부족한 미네랄을 보충하고 살이 빠지는 효과도 기대할 수 있다.

와인은 비쌀수록 좋다는 고정관념이 있는데, 사실 건강 효과는 가격과 관련이 없다. 와인의 가격은 산지나 부가가치 등에 따라 달라진다. 적당한 가격으로 구입할 수 있는 와인 중에 좋아하는 맛을 선택해보자.

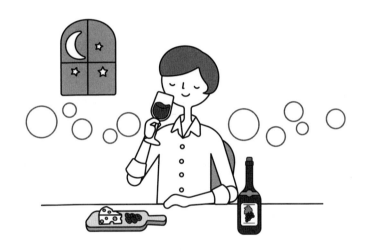

좀 더 알아보기 memo

화이트 와인은 껍질과 씨를 빼고 과즙만 사용한다

레드 와인과 화이트 와인의 가장 큰 차이점은 포도의 품종이다. 레드 와인은 검은색 포도만으로 만들고, 화이트 와인은 주로 청포도에 검은색 포도를 섞어서 만든다. 화이트 와인은 껍질과 씨는 제거하고 과즙만 사용하므로 검은색 포도를 섞어도 붉어질 일이 없다.

혈당치를 올리지 않고
단백질을 섭취할 수 있는 치즈

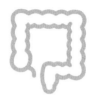

저당질, 고단백의 대표 주자

치즈는 당질이 낮아서 혈당치를 올리지 않고 양질의 단백질을 섭취할 수 있다. 치즈는 당질 오프의 우등생 식품이다. 건강을 위해 적극적으로 먹는 것이 좋지만, 충분한 효과를 발휘하려면 성분 표시를 확인해야 한다.

치즈에는 가공 치즈와 천연 치즈 두 종류가 있다. 건강 효과를 기대한다면 가공하지 않은 천연 치즈를 선택한다.

천연 치즈에는 체다 치즈, 고다 치즈, 파르미지아노 레지아노 치즈 등이 있는데, 숙성되고 색이 진한 치즈는 염분과 AGE도 많다. 염분을 주의해야 하는 사람은 신경 써야 한다.

한편 모차렐라 치즈, 코티지 치즈, 마스카르포네 치즈 등 신선하고 색이 연한 치즈는 염분도 적고 활용도도 높다. 샐러드에 넣거나 고기와 해산물과 함께 조리하는 등 다양하게 활용

할 수 있다. 지방도 많아서 와인뿐만 아니라 위스키, 브랜디와
같은 강한 술을 마실 때 안주로 먹으면 위 점막을 보호해준다.

치즈의 건강 효과

치즈를 먹음으로써 기대되는 건강 효과는 다음과 같다.

- GI 수치가 낮은 식품이므로 혈당치가 오르기 어렵다.
  (GI 수치가 높은 빵도 치즈와 함께 먹으면 혈당치 상승이 완화된다.)
- 비만 억제 효과
- 헬리코박터 파일로리균을 억제한다.
- 장을 정돈하여 암을 예방한다.
- 순환기 질병의 예방 효과
- 고혈압의 예방 효과
- 골다공증의 예방 효과

 치즈는 5대 영양소(단백질, 지방, 탄수화물, 미네랄, 비타민)를 함유하고
있으므로 채소(식이섬유)를 함께 섭취하면 영양학적으로 완벽!

좀 더 알아보기 memo

천연 치즈와 가공 치즈의 차이점은?

생우유로 만든 천연 치즈에는 모차렐라 치즈, 고다 치즈, 카망베르 치즈, 곰
팡이를 사용한 블루 치즈 등이 있다. 가공 치즈는 유화제 등을 첨가하여 가
공한 치즈다.

배고플 때 간단히 먹을 수 있는 견과류, 초콜릿

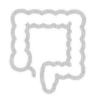

가벼운 간식으로는 견과류와 초콜릿이 최적

견과류와 초콜릿은 칼로리가 높다고 생각하는데, 여러 가지 효과를 기대할 수 있는 우수한 식품이다.

견과류는 올레인산, 리놀산과 같은 지방이 다양하게 들어 있고, LDL(나쁜) 콜레스테롤을 줄여서 혈전 등을 예방하는 효과가 있다. 비타민, 미네랄, 식이섬유도 많아서 조금 출출할 때 먹는 간식으로 좋다.

초콜릿에 함유된 카카오 폴리페놀은 식이섬유와 미네랄과 함께 항산화, 항염증 작용을 해서 동맥경화나 암 예방 효과를 기대할 수 있다.

초콜릿은 당질을 주의해야 하는데, 카카오 함량이 78% 이상, 가능하면 90% 이상인 초콜릿을 먹으면 당질도 낮고 폴리페놀의 양도 많아서 몸에 좋다.

견과류나 초콜릿에는 '기름이 많아서 먹으면 여드름이 난다' 는 잘못된 인식이 있다. 여드름의 원인은 인공감미료 등의 당질이 추가된 초콜릿이나 견과류를 너무 많이 먹었기 때문이다. 초콜릿이나 견과류 자체가 기름져서 여드름이 나는 것이 아니다.

주요 견과류의 종류와 특징

종류	특징
아몬드	세계 3대 견과류 중 하나. 세계에서 생산량과 소비량이 가장 많다.
캐슈너트	세계 3대 견과류 중 하나. 담백한 향과 단맛이 좋다.
헤이즐넛	세계 3대 견과류 중 하나. 일본 전통과자에서 빼놓을 수 없다.
호두	견과류 중 오메가3가 가장 많이 함유되어 있다.
피스타치오	칼륨이나 식이섬유 등이 함유되어 견과류의 여왕이라 불린다.
마카다미아	견과류 중에서도 피부에 좋은 팔미트레인산을 함유하고 있다.
브라질너트	아마존강 주변에서만 수확할 수 있는 귀중한 견과류

좀 더 알아보기 memo

122세까지 살았던 기네스 기록 보유자도 초콜릿을 좋아했다

1997년에 122세로 사망한 잔 칼망(Jeanne Calment)은 일주일에 초콜릿을 900g 먹었고, 1999년에 119세로 영면한 사라 크노스(Sarah Knauss)도 초콜릿을 아주 좋아했다고 한다. 초콜릿의 항산화 작용이 장수에 영향을 미쳤다고 할 수 있다.

참고문헌

- ≪20만 명을 진단하고 알았다! 최강의 혈당치 내리는 법≫, 마키타 젠지, 2022.
- ≪결정판 당질 오프의 교과서≫, 마키타 젠지, 2021.
- ≪누구나 숙일 수 있어! 지방간을 쑥쑥 해소한다!≫, 구리하라 다케시, 2014.
- ≪내장지방을 줄여 건강하게 살 빼는 레시피≫, 마키타 젠지, 2020.
- ≪내장지방 최강 메소드≫, 이케타니 토시로, 2019.
- ≪식사가 잘못됐습니다≫, 마키타 젠지, 전선영 옮김, 더난출판사, 2018.
- ≪식사가 잘못됐습니다2 : 실천편≫, 마키타 젠지, 문혜원 옮김, 더난출판사, 2020.
- ≪스트레스 제로! 내장지방이 깎이는 식사법≫, 구리하라 다케시, 2021.
- ≪예쁘게 살 뺀다! 당질 오프 스무디≫, 마키타 젠지, 2013.
- ≪의사가 알려주는 당신의 건강이 결정되는 작은 습관≫, 마키타 젠지, 2021.
- ≪일주일 만에 지방간이 깨끗해지다≫, 구리하라 다케시, 2020.
- ≪잠 못 자게 재미있는 그림 당질 이야기≫, 마키타 젠지, 2018.
- ≪전문의 직언! 3주 만에 내장지방 떨어뜨리는 방법≫, 구리하라 다케시, 2020.

내장지방이 잘못됐습니다

초판 1쇄 인쇄 2024년 6월 10일
초판 1쇄 발행 2024년 6월 15일

지은이 마키타 겐지
옮긴이 하진수
감수 안수민
펴낸이 신경렬

상무 강용구
기획편집부 고어림
마케팅 최성은
디자인 신나은
경영지원 김정숙, 김윤하

편집 추지영
표지 본문 디자인 cre.8ight

펴낸곳 ㈜더난콘텐츠그룹
출판등록 2011년 6월 2일 제2011-000158호
주소 04043 서울시 마포구 양화로 12길 16, 7층(서교동, 더난빌딩)
전화 (02)325-2525 | **팩스** (02)325-9007
이메일 book@thenanbiz.com | **홈페이지** www.thenanbiz.com

ISBN 979-11-93785-20-1 (03510)